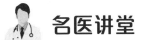

名医讲堂

U0270522

漏斗胸与鸡胸

百问百答

梅 举◎主编

Pectus Excavatum
and
Pectus Carinatum

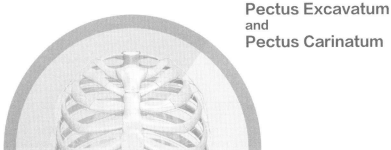

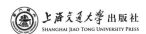

上海交通大学出版社
SHANGHAI JIAO TONG UNIVERSITY PRESS

内容提要

漏斗胸和鸡胸是临床上发病率最高的两种胸壁畸形，可引起患者一系列临床不适症状。本书详细介绍了漏斗胸与鸡胸的概念、危害、诊断和评估方法，以及相应的处理方案，并对漏斗胸和鸡胸的各种手术方式、手术并发症和患者的术后康复等事项做了详细回答。本书以科普问答的方式深入浅出地讲解了相关内容，并配以图片解释，适合胸外科医师及大众阅读。

图书在版编目（CIP）数据

漏斗胸与鸡胸百问百答/梅举主编.—上海：上
海交通大学出版社，2022.2
（名医讲堂）
ISBN 978-7-313-26579-1

Ⅰ.①漏… Ⅱ.①梅… Ⅲ.①胸壁−疾病−诊疗−问
题解答 Ⅳ.①R655-44

中国版本图书馆CIP数据核字（2022）第016362号

漏斗胸与鸡胸百问百答
LOUDOUXIONG YU JIXIONG BAIWENBAIDA

主　　编：梅　举
出版发行：上海交通大学出版社　　　　　　　地　　址：上海市番禺路951号
邮政编码：200030　　　　　　　　　　　　　电　　话：021-64071208
印　　制：上海景条印刷有限公司　　　　　　经　　销：全国新华书店
开　　本：880mm×1230mm　1/32　　　　　　印　　张：5.25
字　　数：112千字
版　　次：2022年2月第1版　　　　　　　　　印　　次：2022年2月第1次印刷
书　　号：ISBN 978-7-313-26579-1
定　　价：48.00元

版权所有　侵权必究
告读者：如发现本书有印装质量问题请与印刷厂质量科联系
联系电话：021-59815621

编 委 会

主　编　梅　举

副主编　肖海波　胡丰庆

编委会名单　（按姓氏汉语拼音排名）

毕　锐　上海交通大学医学院附属新华医院心胸外科　主治医师

胡丰庆　上海交通大学医学院附属新华医院心胸外科　副主任医师

胡　睿　上海交通大学医学院附属新华医院心胸外科　主治医师

蒋连勇　上海交通大学医学院附属新华医院心胸外科　主治医师

姜兆磊　上海交通大学医学院附属新华医院心胸外科　副主任医师

刘洪涛　上海交通大学医学院附属新华医院心胸外科　副主任医师

梅　举　上海交通大学医学院附属新华医院心胸外科　主任医师

王　磊　上海交通大学医学院附属新华医院心胸外科　副主任医师

肖海波　上海交通大学医学院附属新华医院心胸外科　主任医师

谢　晓　上海交通大学医学院附属新华医院心胸外科　副主任医师

前　言

　　漏斗胸（pectus excavatum）和鸡胸（pectus carinatum）是临床上发病率最高的两种胸壁畸形，多见于儿童，也可见于部分成人。大部分患者因胸壁畸形而产生精神压力，常有自卑感，缺乏自信心，不愿游泳和参加户外活动，甚至影响日常的生活与学习。漏斗胸严重者可因畸形的胸骨挤压心肺，使心肺功能受到严重影响，从而产生相应的临床症状且多伴有合并症，给患者、家庭和社会造成严重的不良影响。因此，针对漏斗胸和鸡胸的诊断、治疗和康复等方面的健康教育已成为广大百姓、医疗机构及医务工作者共同关注的热点问题。

　　上海交通大学医学院附属新华医院（简称"上海新华医院"）心胸外科是国家临床重点专科，学科带头人梅举教授带领的医疗团队在漏斗胸和鸡胸的诊断、治疗和康复领域深耕30余年，积累了丰富的经验。在国际上发明了"超微创漏斗胸矫治术"和"超微创鸡胸矫治术"，并改良了漏斗胸和鸡胸矫治术中所用的矫形钢板，在漏斗胸和鸡胸的治疗上取得了很好的效果，深为广大患者及其家属的满意。为满足年轻专业医师、医学生、广大漏斗胸和鸡胸患者及其家属的需要，我们精心组织了临床工作的一线专家，根据自己的丰富经验，并结合国内外有关漏斗胸和鸡胸防治方面的最新进展，认真撰写、出版了这本《名医讲堂·漏斗胸与鸡胸百问百答》。希望本书能为临床一线的广大专业同行提供重要的临床经验，能给相关的医师、医学生、漏斗胸和鸡胸患者及其家属提供丰富的参考资料，以及相关的启迪和帮助。

梅 举

2021 年 12 月 21 日

漏斗胸与鸡胸百问百答

目　录

漏斗胸与鸡胸百问百答

003

目
录

目
录

第二篇 鸡胸

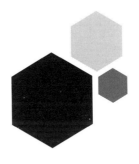

第一篇 漏斗胸

1

什么是漏斗胸？

  正常人的胸壁（或胸廓）是胸骨居中、两侧大致对称，呈椭圆形结构。成年人的胸廓前后径较左右径短，两者比例约为1 : 1.5，前胸壁饱满（图1）。漏斗胸是指胸骨中下部、以剑突为中心的前胸壁向胸后凹陷畸形。也就是说，漏斗胸的凹陷包括胸骨下段下陷，两侧肋软骨向后凹陷弯曲构成畸形的两侧壁，其最深处往往位于胸骨剑突根部，形状如漏斗，因而得名漏斗胸（图2）。漏斗胸患者的胸骨下端凹面与脊柱之间的距离缩小，严重凹陷者最深处的前胸壁可直接到达脊柱前方，前胸壁后方的心脏因受压而移位，肺脏也因为胸廓运动受限影响呼

漏斗胸与鸡胸百问百答

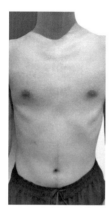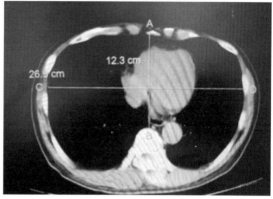

图1　正常人的胸壁、胸廓及其CT影像学表现

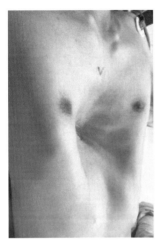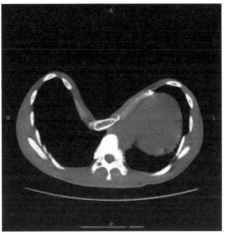

图2 漏斗胸患者的胸壁、胸廓及其CT影像学表现

吸及气体交换，引起心脏功能和肺功能的损害及减退，从而影响患者的生活质量。

漏斗胸有家族遗传倾向，也可合并其他畸形。有的患儿在2～3岁时前胸壁呈凹陷并伴有反常呼吸，之后自行消失，被称为假性漏斗胸。

2

什么是不对称漏斗胸？

漏斗胸的凹陷包括胸骨下段下陷，两侧肋软骨向后凹陷弯曲构成畸形的两侧壁。其最深处往往位于胸骨剑突根部，形状如漏斗。大多数漏斗胸的凹陷多以剑突为中心，两侧胸壁多为对称性。但是也有不少病例，漏斗胸的凹陷并不在剑突的正中心处，或者凹陷的范围并不是以剑突为中心、同心圆样地向胸壁四周扩展，其凹陷的范围不对称地向四周扩展，尤其是在左右两侧不对称，被称为不对称漏斗胸（图3）。当然，有的患者合并有扁平胸及其他胸壁畸形，也会造成不对称漏斗胸。

漏斗胸与鸡胸百问百答

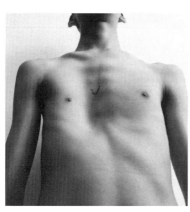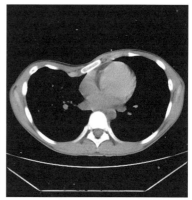

图3　不对称漏斗胸患者的胸壁、胸廓及其CT影像学表现

3

什么是复发的漏斗胸？

　　中、重度漏斗胸患者由于胸壁畸形压迫心肺而影响心肺功能和活动耐力，也会对心理造成影响，大多数患者需要手术矫正治疗。漏斗胸比较常用的手术方案有三种：胸骨翻转术、截骨手术（Ravitch手术及其改良式式）和胸骨抬举术（Nuss手术及其改良式式）。总体来说，Nuss手术比胸骨翻转术和Ravitch手术创伤要小得多，而且手术矫正效果也更优。经典胸骨翻转术和Ravitch手术因手术创伤较大，已经应用得比较少了。但以往有不少患者虽已施行Ravitch手术，但术后漏斗胸没有得到彻底纠正又恢复成漏斗胸形态。当然，Nuss手术也会有一小部分患者在拆除钢板后恢复成漏斗胸形态，只不过其发生率比较低，小于1%。临床上，漏斗胸患者经手术矫治后（Nuss手术在拆除钢板后）其漏斗胸形态仍未得到明显改善，并引起一些生理和心理的问题，称为复发的漏斗胸。复发的漏斗胸可以再次手术，仍然可以采用微创手术，并且也能得到很好的矫正。

4

怎样评价漏斗胸的严重程度？

漏斗胸的主要危害就是凹陷的胸壁压迫其后方的心肺，影响心肺功能。那么怎么才能知道胸壁凹陷有没有压迫心肺以及压迫的程度呢？可以引用一个标准来评估漏斗胸的严重程度，这就是胸廓（漏斗）指数（Haller指数）。Haller指数是指胸骨凹陷最深处胸廓内径（最长径，图4中所示AB线），与漏斗胸凹陷最低点至脊柱前缘水平线之间的垂直距离（图4中所示CD线）之间的比值，即AB/CD。Haller指数：正常人为2.52；轻度漏斗胸者为2.52～3.25；中度漏斗胸者为3.25～3.5；重度漏斗胸者为>3.5。比如，图4中漏斗胸患者的Haller指数是24.5/5.7=4.3，>3.25，属于重度漏斗胸。

胸廓指数可以用来评估漏斗胸的严重程度以及决定是否需要手术治疗。对轻度漏斗胸患者，只需要进行心理辅导和体育锻炼就可以获得改善，定期来门诊复查。对中度漏斗胸患者，如果有胸闷、心慌等症状，或者心理上非常在意胸廓形态，建议手术。对重度漏斗胸患者，建议手术。

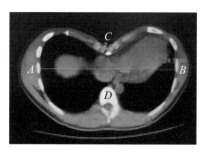

图4　漏斗胸患者胸部CT影像学表现及其Haller指数的参数测量

5

什么是扁平胸？它与漏斗胸的区别是什么？

扁平胸是一种比较常见的胸廓前后径变小的胸壁形态，不少年轻人都有这种情况。严格意义上说，扁平胸不应该被称为畸形，它只是胸廓的前胸壁外形不饱满、不美观。扁平胸的特征是前后胸壁之间的距离稍有缩小，前胸壁正常的弧度消失变得扁平。扁平胸严重者会非常瘦弱，胸部外形夸张得如"门板"，特征非常明显（图5）。

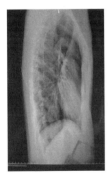 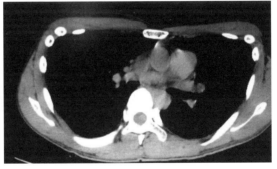

图5　扁平胸患者胸部X线片（左图）和CT影像学表现（右图）

漏斗胸和扁平胸不是一种畸形，区分非常明确，但在一些特殊情况下可能也会误诊。比如，当凹陷面积逐渐增大而凹陷程度不是太深的时候，漏斗胸患者很容易被误诊为扁平胸；如果扁平胸的前胸壁整体"凹陷",范围广泛,就可能被误诊成是漏斗胸。由此可见,两种畸形存在联系。也就是说,当前胸壁出现局部较深凹陷的时候,形成"漏斗胸";而前胸壁整体凹陷面积较大、凹陷不深时,就成了"扁平胸"。对于某些特殊患者来说,做严格的区分很有难度,即便专业的医生也会有分歧,最终需要依据胸部CT检查来确诊(图5)。

6

漏斗胸和鸡胸有什么区别？

鸡胸主要是指胸廓的胸骨向前隆起畸形，形状很像鸡的胸脯，故称之为鸡胸。鸡胸是前胸壁第二种常见的胸廓畸形，较漏斗胸少见。一般鸡胸被认为是胸骨、脊椎骨和肋骨的发育不平衡造成的胸廓畸形，是由婴幼儿发育时期肋骨和肋软骨过度生长造成的。胸骨的畸形继发于肋骨畸形；鸡胸也可继发于胸腔内疾病，如先天性心脏病等。漏斗胸的胸骨中下部向胸后凹陷（尤其是胸骨下段下陷），两侧肋软骨向后凹陷弯曲构成畸形的两侧壁，其最深处往往位于胸骨剑突根部，形状如漏斗。两者的区别在于，鸡胸患者的胸骨向前隆起，漏斗胸患者的胸骨向后凹陷，一目了然。漏斗胸患者因胸壁畸形压迫心肺而较早出现症状；而鸡胸患者多因外观不美而就医，50%以上的患者在11岁以后才出现鸡胸症状。

7

漏斗胸患者有哪些临床表现？

漏斗胸患者的临床表现各异，个体差异较大，与漏斗胸的凹陷程度有一定的关系，也与患者的心理状态相关。大部分漏斗胸患者并没有任何症状，仅仅表现为前胸壁向内凹陷的畸形。部分患者会因为外观上的缺陷而产生一些焦虑、自卑的心态。少部分患者因漏斗胸凹陷程度较重，对心脏和肺组织产生一定的压迫，出现胸闷、气短、胸痛及活动耐力下降等表现。其中活动耐力下降是最常见的临床表现，比如与同龄人相比较，在中长跑过程等测试耐力的活动中明显落后。

8

漏斗胸会合并有哪些疾病？

漏斗胸分为先天性漏斗胸和后天性漏斗胸，表现为前胸壁向内凹陷的畸形，可以单独发生，也可以与其他疾病同时发生。例如：合并脊柱畸形，如脊柱侧弯、脊柱后突；合并心脏疾病，如先天性心脏病、心脏瓣膜病、心脏传导阻滞、马方综合征等；合并肺部疾病，如支气管扩张、肺部囊腺瘤及肺部感染等；漏斗胸还可以同时合并鸡胸、扁平胸，形成复杂的胸壁畸形。

9

漏斗胸是因为钙或者维生素D缺乏造成的吗？

漏斗胸是心胸外科的常见病，家长们对这个病常存在一些认识误区，普遍习惯把与骨骼有关的疾病归因于钙或者维生素D缺乏。那么，漏斗胸到底与缺钙或者缺维生素D有关吗？正常胸廓是一个前后扁平的椭圆筒状结构，胸前也应该是平整的。漏斗胸则是前面正中的胸骨中下段与连在一起的肋软骨同时向下凹陷，形成漏斗状。与很多疾病一样，漏斗胸的形成原因至今仍不清楚。关于漏斗胸的病因，目前大致有如下两种假设。

（1）可能是生长发育过程中，肋骨与肋软骨生长速度不一致。如肋软骨生长过快，就可能将胸骨往前顶或往后推，形成鸡胸或漏斗胸。

（2）施加到胸骨和肋软骨上不正常的力量。附着于这些骨头的肌肉和韧带，在某些情况下对胸骨和肋软骨产生不正常的牵拉，再加上婴幼儿的胸壁较软，容易在外力作用下发生变形，形成漏斗胸。

但以上两点均为理论推测，具体原因仍不明确。目前并没有发现钙或维生素D缺乏与漏斗胸有关的证据。漏斗胸患儿无论是补钙，还是补充维生素D，都未发现有效。所以，漏斗胸与钙或维生素D缺乏可能并没有关系。如果家长发现自己的孩子有这个问题，尽早去找心胸外科医生评估病情，再确定是否需要干预或手术，不要因为盲目补钙而耽误病情。

10

漏斗胸是先天性的，还是后天性的？

漏斗胸是指胸骨中下部分向内凹陷，其相邻肋软骨也随其凹陷，形成外观似漏斗状的一种先天性胸廓畸形。其病因尚不清楚，虽然佝偻病可以引起漏斗胸，但漏斗胸多数是先天性发育异常导致。有学者认为漏斗胸是肋软骨过度生长所致，过长的肋软骨向后弯曲，引起胸壁凹陷形成漏斗胸。漏斗胸在婴幼儿期常被家长忽视，随着患儿的年龄增长，漏斗胸可加重，严重的会形成"前胸贴后背"的症状，影响心肺功能。但也有不少患儿可因后天性因素导致漏斗胸，一些胸腔疾病，如脓胸等长期慢性疾病导致畸形，或心脏正中切口术后并发的漏斗胸等。漏斗胸外观常影响美观，造成患儿的心理负担。漏斗胸患者常常延误就诊时间及最佳手术矫治时间。无论漏斗胸症状轻重，均应及时就诊，根据医师的建议决定治疗方案，以免延误最佳治疗时机。

第一篇　漏斗胸

11

漏斗胸会不会有家族遗传？

　　漏斗胸可以在马方综合征、埃勒斯–当洛斯综合征和成骨不全等所谓结缔组织疾病患者中发现，其他的多种遗传性疾病中也会出现。且漏斗胸的男性发病率明显高于女性，男女比可达4∶1。但该病是否与遗传有关，目前尚未可知。临床上看到的大部分漏斗胸都是散发性的，很少在同一家族中出现多位患者。

12

漏斗胸有什么危害？

漏斗胸是前胸壁最常见的先天性畸形，表现为胸骨、肋软骨以及部分肋骨向脊柱侧凹陷畸形，呈漏斗状。有家族史者漏斗胸的发生率是2.5‰；而无家族史者，漏斗胸的发病率仅1.0‰。漏斗胸形成的原因不明，其形成可能与先天发育异常或婴幼儿本身缺钙有关。但也有研究提示漏斗胸病因与缺钙无关，不能通过补钙来进行治疗和改善。漏斗胸属渐进式病变，在出生时可能就已存在，但往往在几个月甚至几年后才愈发愈明显而被家长发现。患者或患儿的父母很担心漏斗胸会带来危害，所以很紧张。

其实无论患者是否有症状，漏斗胸多多少少对人体会造成不同程度的危害和影响。

（1）生理危害：一般轻微、单纯的漏斗胸不影响心肺功能和生长发育，可以观察且不需要特殊的治疗，多数随着患者年龄的增长而好转。如漏斗胸引起的胸廓畸形较为严重，会压迫心脏和肺，造成心肺功能不同程度的损害。临床实践中部分漏斗胸患者还会合并肺发育不全、马方综合征、先天性心脏病、脊柱侧弯、鸡胸及哮喘等疾病。因此，发现漏斗胸后还是最好到医院进一步全面检查并获取专业指导意见。

（2）心理危害：漏斗胸患者随着年龄增长和畸形加重，若没有得到及时、准确的专业指导，会逐渐产生不同程度的心理障碍，变得内向、忧郁、不敢与人交际等，部分心理障碍严重者甚至会出现自杀倾向。

（3）寿命危害：部分漏斗胸患者若未及时准确诊治，会对寿命造成一定的危害和影响。

13

漏斗胸会影响寿命吗？预后如何？

漏斗胸多见于15岁以下的儿童，很少见到40岁以上的患者，这可能是因为漏斗胸及脊柱侧弯压迫心肺，损害呼吸和循环功能，致使患者存活时间缩短。大多数重症患者40岁以前就已去世。

轻微、单纯的漏斗胸一般不影响患者的寿命。但较重且复杂的漏斗胸常伴发其他疾病，容易对心肺造成压迫，对患者的生存和生活质量是不利的。美国东弗吉尼亚医学院对62例死亡的漏斗胸患者进行了死因分析，发现漏斗胸本身并不是造成死亡的原因，但漏斗胸的并发症是患者死亡的主要原因。因此，对于程度重、复杂或并发其他疾病的漏斗胸患者，应该及时就医正确诊治，以免影响其预后和寿命。

第一篇 漏斗胸

14

漏斗胸会压迫心脏和肺吗？

如漏斗胸引起的胸廓畸形较严重，可使心脏受压移位出现心电改变及心脏杂音，肺也会因胸廓畸形而运动受限，甚至会压迫心脏和肺，造成心肺功能不同程度的损害。漏斗胸可影响患者的呼吸和循环功能，导致肺活量减少、功能残气量增多、活动耐量降低。患儿常出现反复呼吸道感染，可有咳嗽、发热等症状，常常被诊断为支气管炎或支气管哮喘。患者年龄较大后因为心脏受压，心输出量在运动时不能满足需要，出现心肌缺氧，常有活动后呼吸困难、脉搏加快、心悸等症状，甚至出现心前区疼痛，有些患者还可以出现心律失常以及闻及收缩期杂音。

15

漏斗胸会影响儿童的生长发育吗？

对于漏斗胸畸形来说，如果不是非常严重，心脏和肺储备的功能足够人体的生理需要，因此一般不会影响儿童的生长发育。曾有大样本研究显示，漏斗胸患儿的身体素质和体型与健康孩子并无明显的差别。因此，家长不必过于顾虑漏斗胸会影响孩子的生长发育。

如果孩子不幸真的患了漏斗胸，家长千万不要过于紧张，把孩子当成一个正常的健康人抚养长大即可。战略上要藐视，但战术上要重视。毕竟有些漏斗胸会引起心肺问题或合并脊柱畸形、肺发育不全、马方综合征、哮喘等疾病，发生这些合并症会成为患儿不可承受之重，一般需要尽早治疗或手术纠正，否则会给儿童的成长发育带来不利影响。

16

漏斗胸会影响儿童的正常活动吗？

爱玩好动是孩子的天性。轻度漏斗胸对循环系统和呼吸系统的影响不大，不会影响儿童的正常活动。严重的漏斗胸由于下陷的胸骨和肋骨压迫心脏、肺等内脏，使患儿易发生呼吸道感染，运动耐受力变差，儿童往往表现为体形瘦弱、喜静不好动。年龄较小的轻度漏斗胸患儿由于对循环系统和呼吸系统的影响不大，不必急于治疗，有可能随着生长发育而自行纠正。对中度和重度漏斗胸儿童，宜及时就医获得专业指导，必要时及时接受手术治疗矫正畸形，以免因漏斗胸畸形未及时纠治对儿童的活动造成不利影响。

17

漏斗胸会给患者带来哪些心理问题?

漏斗胸除对患者生理上的影响外,更为重要的是对患者尤其是患儿家长造成较大的精神负担和心理压力。随着年龄的增长,患者逐渐出现自卑、内向、无安全感甚至抑郁。有文献报道,部分漏斗胸患者会有自杀倾向,特别自卑不敢见人,不敢裸露自己的胸部,继而产生自杀的心理倾向。绝大多数患者会有一定程度的心理障碍,特别是大龄儿童和成年人。从表面上看,患者性格内向、不爱说话,实际上有内在的心理障碍,表现为特异的窘态反应、耻辱感、社会性焦虑、工作能力受限、定向性差等;对挫折和诱惑的耐受力降低;交际能力受限,严重者可出现抑郁症。因此,漏斗胸不仅会带来生理上的影响,对患者的心理危害更不容忽视。

18

为什么要重视青春期漏斗胸患者的心理问题？

青春期漏斗胸患者是一个特殊的群体。漏斗胸患儿可能对自身胸壁畸形还没有太多感觉，也不太容易产生心理问题。随着年龄的增长，到了青春期，漏斗胸患者逐渐感觉自身外观不好看，常羞于当众裸露前胸，夏天不敢穿背心，不敢在公共浴室洗澡，不敢去游泳池游泳，个别人甚至形成心理上的孤僻。这可能是因为长到青春期的他（她）突然发现自己跟别的孩子不一样了，这个时候心理上的自卑会越来越严重，压力也会越来越大。通常的表现是自卑、内向、无安全感，甚至抑郁。有文献报道，有的青春期漏斗胸患者会有自杀倾向。因为他（她）意识到了自己的胸廓有别于常人，于是变得自卑且羞于见人，生怕别人看见自己凹陷的胸部并指指点点，然后产生一定程度的心理障碍甚至出现抑郁和自杀倾向。漏斗胸给青春期患者带来的不仅仅是生理上的危害，更严重的是心理上的危害。因此，对于青春期漏斗胸患者，不仅要高度重视其生理畸形给予规范诊治，还要正确引导做好心理疏通和人文关怀。不能让漏斗胸害了青少年的身，又伤了青少年的心。

19

漏斗胸会不会影响患者找工作？

漏斗胸一般不至于影响患者找工作，除非是漏斗胸引起或合并严重病征导致没有工作能力或无法从事某些重体力工作，或者某些工作对身体有严格要求或不能接受身体畸形。工作是重要的，但身体更重要。在寻找工作谋求自身发展的同时，不能忽视漏斗胸对身体健康的影响，更不能遗漏漏斗胸所并发的其他疾病。因此，工作的同时不要延误到正规医疗机构接受规范的漏斗胸诊治指导。漏斗胸疾病虽小，但如果不正确诊治，也可能导致不良后果。

20

漏斗胸患者为什么要做
胸部X线片和CT检查？

临床上，遇到漏斗胸患者就诊，医生除了观察其胸廓外形，一般会建议患者拍摄胸部X线片或者进行CT检查，主要目的是为了观察患者的胸廓形态，包括前胸壁与心脏之间的关系、肋骨的走行以及是否合并畸形，以评估漏斗胸的严重程度和是否需要进行手术治疗。另外一个目的是为了排查肺部疾病，比如炎症、结节、发育畸形等，并评估手术的可行性和安全性。

目前来说，胸部CT检查比X线片检查更加普遍，因为X线片提供的信息量太少，不能详细观察漏斗胸与心肺之间的关系，不能测量Haller指数，而CT检查可以提供更加详细、准确的信息，具有可直观地观察漏斗胸与心脏和肺组织的关系，观察肋骨的形态，测量Haller指数等优势。因此，临床上多采用胸部CT扫描作为漏斗胸患者术前和术后的检查。

21

漏斗胸患者为什么还要做心电图、心脏超声检查？

除了观察漏斗胸患者的外观形态，以及进行胸部X线片或者CT检查之外，一般在手术前患者还需要完善心电图以及心脏超声的检查。

因为漏斗胸表现为前胸壁向下凹陷的畸形，其后方就是心脏，也就是说漏斗胸可能会对后方心脏产生不同程度的压迫，造成患者心脏瓣膜关闭不全和心脏传导阻滞。比如，三尖瓣关闭不全、右束支传导阻滞在漏斗胸患者中非常常见。同时，漏斗胸患者常常合并有其他先天性心脏疾病，比如房间隔缺损、室间隔缺损、马方综合征等。因此，漏斗胸患者完善心电图以及心脏超声检查的主要目的是为了排查此类合并疾病，评估手术的可行性。

另外，漏斗胸手术是一个全身麻醉手术，手术操作会涉及心脏，如有严重的心脏疾病会增加手术风险。因此，术前完善心电图以及心脏超声检查，可以在术前完善应对措施，保障手术安全。

22

漏斗胸患者保守治疗有用吗？

所谓的保守治疗，就是指扩胸运动、游泳、长跑等体育锻炼等方式，用来提升肺活量，改善心脏功能，间接对抗因为心肺受压引起的心肺功能受限。从功能锻炼的角度，通过长期运动可以增强呼吸肌的力量、增加肺活量、提高心肌收缩力，对改善心肺功能有一定帮助，可以从一定程度上改善漏斗胸患者的胸闷、气急、活动耐力差等症状。但由于胸廓形态主要由胸骨、肋骨及肋软骨等骨性结构共同决定，通过扩胸运动等锻炼，很难改善凹陷的胸廓形态，所以也很难解除压迫凹陷的胸廓对心肺的压迫。因此，保守治疗对漏斗胸的治疗作用不大。

23

漏斗胸患者加强运动会好转吗？

漏斗胸是胸廓的畸形。由于胸廓是骨性结构，这样的结构有其自身特定的发育规律。锻炼身体主要改变的是肌肉的形态和体积，肌肉形态的改变只能掩盖骨骼的形状，而难以改变骨骼的形态，所以要想通过肌肉锻炼去纠正漏斗胸基本是不可能的。

有些患者寄希望于通过胸大肌和腹直肌的锻炼使肌肉肥大，进而填补胸廓的凹陷。但即使丰满的肌肉可以使胸廓凹陷的程度有所改观，但无法改变骨骼的形态，更不可能因此解除对心脏和肺的压迫。

24

漏斗胸吸盘治疗效果怎么样？

相比手术治疗，漏斗胸的吸盘治疗效果也是患儿家长非常关注的问题。吸盘治疗是指用一个可以调节负压的吸盘，扣在胸廓的凹陷区，逐渐加大负压，通过吸盘内外的压力差，吸起凹陷区的胸廓。

吸盘治疗的优点是无须手术，每天治疗2～3次，每次15～30分钟。但由于吸盘面积有一定限制，并且胸部皮肤对于负压的大小耐受程度有限。此外，由于通过外来的负压吸起凹陷区，不能解除胸骨后方与膈肌和心包的粘连，加上治疗并非长时间持续负吸，所以吸盘治疗与手术治疗相比存在一定的局限性，尤其是对于重度漏斗胸和大面积漏斗胸治疗效果有限。但对于轻度和部分中度面积较小的漏斗胸，吸盘治疗可以起到改善胸部形态的作用。

25

漏斗胸患者没有症状还需要治疗吗？

漏斗胸的危害在于前胸廓的胸骨中下段往后凹陷，压迫后方的心脏和肺。严重的漏斗胸会压迫心脏导致其变形，从而影响心肺功能及活动耐力，患者运动时会出现胸闷、心慌等症状。

漏斗胸的症状取决于两方面因素。一是漏斗胸压迫心肺的严重程度。漏斗胸越重，也就是Haller指数越大，压迫心肺越重，症状越明显。二是取决于患者的自我感觉。有的患儿对症状敏感，主诉的症状就多；如果患儿对症状不敏感，主诉的症状就少。对成年人来说，症状可能会严重些；儿童胸廓的弹性相对好一些，症状可能会轻些。因此，对于漏斗胸没有症状的患者，是否要手术治疗，这要看客观的检查结果，漏斗胸越严重，压迫心肺越明显，也就是Haller指数越大。有些患者尽管症状不明显，也应尽早接受手术治疗以纠正胸壁畸形，而不是仅仅根据有无症状来决定是否要进行手术治疗。

26

发现漏斗胸需要马上手术吗？

漏斗胸的主要危害就是凹陷的前胸壁压迫心肺，心脏因受压而移位，肺脏也因为胸廓运动受限影响呼吸及气体交换，引起心肺功能损害与减退，从而影响生活质量。

临床上，用Haller指数来评估漏斗胸的严重程度，将漏斗胸分为轻、中、重度漏斗胸。轻度漏斗胸者胸骨凹陷、压迫心肺症状不明显，一般并无大碍，只是外观略差，生理上对心肺功能没有明显的影响，可以不进行手术，长期随访即可。中度漏斗胸者一般会出现症状，因此多数要手术治疗。重度漏斗胸者都要手术治疗。

所以说，发现漏斗胸后是否要马上手术，要根据漏斗胸的严重程度以及患者的症状由专家来决定。

27

轻度漏斗胸需要手术治疗吗？

漏斗胸的危害在于前胸廓的胸骨中下段往后凹陷，压迫后方的心脏和肺。胸骨凹陷越重，压迫心肺越严重。因此，严重的漏斗胸压迫心肺会影响心肺功能，患者的活动耐力受到影响，稍微一运动就会出现胸闷、心慌等症状。

轻度漏斗胸者胸骨凹陷、压迫症状不明显，一般并无大碍，只是胸廓前胸壁的外观略差，生理上对心肺没有明显的影响，可以不手术，长期随访以观察有没有加重的趋势。如果仅仅停留在轻度状态，就不需要手术处理。但是有一点需要说明，漏斗胸症状无论轻重，都会对儿童的心理产生一些不良影响。年轻人也会因为感到自己的胸廓形状没有别人的饱满、完美、健康，可能会被别人嘲笑，产生自卑感。因此，对轻度漏斗胸患者进行心理疏导很重要。

为什么有部分轻度漏斗胸患者
会强烈要求手术？

中度漏斗胸患者一般会出现症状，因此多数需要手术治疗。重度漏斗胸者症状明显，都要手术治疗。轻度漏斗胸者胸骨凹陷、压迫心肺不明显，一般无明显症状，生理上对心肺功能没有明显影响，可以不手术，但需要长期随访。由于漏斗胸患者多为儿童或发育期年轻人，这个时期的年轻人对于自己的形体十分在意，要求手术的愿望也很强烈，希望手术矫正后能够"挺胸向前"，充满自信，这在日常生活中并不少见。所以，对于这类患者来说，术前要详细沟通，交代好相关的手术情况，手术中要确保安全。

29

中度以上漏斗胸可以不手术吗？

一般情况下，轻度漏斗胸者胸骨压迫心肺不明显，也不会影响心肺功能。但是中度漏斗胸者由于胸廓的胸骨中下段往后凹陷比较明显，会压迫心肺而影响心肺功能，患者的活动耐力受到影响，运动时会出现胸闷、心慌等症状，并可导致脊柱畸形等发生。因此，对于中度以上的漏斗胸应该尽早予以手术矫正。手术的目的是用钢板撑起凹陷的前胸壁，恢复到基本正常的胸廓形态，解除对心肺的压迫，消除其对心肺功能及心理的不利影响。

30

什么时候是漏斗胸患者手术治疗的最佳年龄和时机？

一般而言，漏斗胸患者符合以下6条标准中的2条及以上即有手术指征：① Haller指数 >3.25；② 有限制性或阻塞性气道病变；③ 心电图或超声心动图检查显示有不完全性右束支传导阻滞、二尖瓣脱垂；④ 畸形程度进展，且症状进行性加重；⑤ 矫形手术后复发；⑥ 患漏斗胸使患儿或家长精神抑郁，有强烈矫正愿望。漏斗胸手术一方面可解除心肺压迫，有利于儿童生长发育；另一方面可改善胸壁外观和患者心理状态，使患者不再自卑，恢复正常生活。

在选择最佳的手术年龄方面，国内外专家进行了较为深入的研究。Nuss等曾报道6～12岁比较适合手术。也有其他文献报道最小1岁4个月、最大51岁的漏斗胸患者接受手术。部分专家认为6～12岁是进行该手术患者的最佳年龄，原因是12岁以下儿童的胸廓较柔韧、弹性及顺应性均较好，利于术中操作及术后恢复；依从性方面，6岁以上患儿较3岁左右患儿明显提高，更有利于术后康复。我们的研究纳入了2013年1月至2017年4月新型改良漏斗胸手术903例，其中26.6%的患儿年龄小于6岁，术后效果同样满意。最新的研究也发现，年龄并不是制约该手术进行的绝对因素，手术不需切除患者的肋软骨及进行胸骨截骨，可避免发生严重的术后并发症。此外，对于合并有心肺功能障碍、胸壁畸形进展明显的患者，应提前对其进行手术治疗，并同期解除心肺压迫症状，改善心肺功能。

第一篇　漏斗胸

31

为什么有的漏斗胸患儿很小时就需要手术，有的患儿医生建议继续观察？

目前的观点认为，漏斗胸患者适合手术的年龄是不小于3周岁，这是出于兼顾解除压迫和患儿胸廓发育两方面综合考虑的。

患儿年龄过小，过早植入钢板后可能会限制其胸廓发育，导致继发的胸廓形态异常。但如果患儿胸廓凹陷非常严重、心肺压迫明显、功能受限，则需要尽早接受手术治疗解除压迫、改善心肺功能。对于压迫不严重、心肺功能受限不明显的患者，综合胸廓柔韧性及顺应性、患儿的依从性、术后复发的可能性等众多因素，考虑尽可能选择在6～12岁接受手术。

简言之，对于3～6岁的患儿，是手术治疗还是暂不手术继续观察，是由漏斗胸的严重程度决定的。重度漏斗胸者通常胸骨压迫严重，需尽早手术；而轻、中度漏斗胸，胸骨压迫不明显者，则建议继续观察。

32

成年人发现漏斗胸还能行微创手术吗？

漏斗胸多为先天性畸形，但是也有一部分并不是出生时就有的，而是在生长发育过程中出现的，尤其在11～15岁快速生长发育期，胸廓、胸骨、肋骨整体发育不协调出现漏斗胸。因此，大部分患者在青少年期就被发现并得到矫治，但少部分患者在儿童期畸形不明显，或有漏斗胸没有及时治疗，而到成年后漏斗胸加重并出现明显症状，这就变成了成年人漏斗胸。

由于成人胸廓的骨骼粗壮、结实、弹性小，相对于儿童来说手术难度会有所增加，但是仍然可以进行超微创手术。需要注意的是，对成年人行漏斗胸微创手术时，因钢板在成年人体内的受力很大，选择的钢板强度要大一些，就是说要选粗一点的钢板。另外，由于成年人漏斗胸的凹陷深度、范围比较大，因此有的患者可能要植入2块钢板。

33

先天性心脏病患者手术后发现漏斗胸需不需要治疗？

先天性心脏病（简称先心病）是一种常见的小儿心脏病，大部分患儿需要在儿童期就进行手术治疗，尤其是复杂或严重的先心病，更应尽早手术。大多数小儿先心病手术都是在胸骨正中锯开后施行的，因而会影响胸骨、前胸壁及胸廓的生长发育，部分小儿因而产生了先心病术后漏斗胸。

先心病术后漏斗胸与常规的漏斗胸一样，其凹陷的胸骨对心脏有压迫影响，尤其是胸骨锯开愈合后胸骨变硬，加之心包粘连，压迫作用可能更明显。因此，先心病患儿术后漏斗胸需要手术矫治，手术也可以微创，效果还是很好的。

34

漏斗胸合并扁平胸怎样处理？

扁平胸是指胸廓扁平、前后径缩小、胸腔容积小，多数患者的心脏不会受到压迫。因此，多采用保守治疗（加强运动，增加肺活量）。而漏斗胸因前胸壁向内凹陷，可能对心脏和肺组织产生压迫。因此，中、重度漏斗胸需要进行手术治疗。

扁平胸合并漏斗胸是否需要手术治疗，主要看心脏是否受到压迫，如果心脏受压明显，患者症状较重，则可以植入矫形钢板进行矫治；如果患者心脏受压不明显，也没有明显症状则可以不处理。但需要注意漏斗胸合并扁平胸时使用Haller指数评估并不准确，因为扁平胸患者胸廓的前后径短，即使心脏不受压，Haller指数也多数大于3.25。因此，需要阅读胸部CT片，观察胸壁与心脏的关系，而不是盲目地以Haller指数作为判断是否需要手术的标准。

第一篇　漏斗胸

35

漏斗胸合并肺结节怎么办？

在进行漏斗胸手术前，医生会常规进行胸部CT扫描来观察胸廓的凹陷情况，及其与心脏和肺部的关系，同时排查肺部一些疾病，如是否合并有肺炎、支气管扩张及肺部结节等。少数患者在进行胸部CT扫描时会发现肺结节，如果肺结节考虑为良性自然不用处理，只需要进行漏斗胸手术即可。如果肺部结节考虑为恶性则有两种处理方法：一种是同期进行漏斗胸矫治和肺部结节切除，另外一种就是分期进行手术。具体哪一种手术优先则需要根据实际情况决定。当然，无论是同期还是分期，都可以行微创手术。

36

漏斗胸手术的目的是什么？

漏斗胸作为最常见的胸廓畸形，手术治疗的地位不容撼动。对于外科疾病，手术的目的是治疗疾病，消除危害。在胸腔镜辅助下行微创手术，植入矫形钢板，抬起胸前区的凹陷区，并通过固定使矫形钢板有效、持续地发挥作用，通过抬起凹陷区改善胸廓形态，从根本上消除漏斗胸的危害。这样，既可以解除胸廓凹陷对心脏和肺的压迫，改善心肺功能和运动耐力；又可以使凹陷的胸廓形态恢复正常，消除因形态不美观导致患者的自卑等心理问题，使原来内向自卑的患者恢复自信，挺起胸膛面对人生。

37

治疗漏斗胸有哪些手术方法？

在微创的 Nuss 手术发明之前，胸骨抬举术和胸骨翻转术作为漏斗胸的主要手术治疗方法，引领漏斗胸治疗半个多世纪。这两种手术方式均需在前胸做一个大的竖切口，手术创伤大，瘢痕大而明显，并且破坏了胸廓的完整性。此外，由于这两种手术方式对于胸廓凹陷区缺乏有效的支撑，术后复发者不在少数。此后，Nuss 手术被发明并迅速向全世界推广，漏斗胸进入微创治疗时代。Nuss 手术的优势在于不须截断肋软骨，不破坏胸廓的完整性，伤口小、创伤小。但是上海新华医院心胸外科在临床实践过程中发现，Nuss 手术存在需要翻转钢板、钢板易旋转移位等不足，故改良发明了免翻转的超微创漏斗胸矫治术。

38

漏斗胸矫治以及微创漏斗胸矫形的原理有哪些？

　　漏斗胸的矫治或矫形，无论从以前的胸骨抬举术、胸骨翻转术，到后来的Nuss术以及现在上海新华医院心胸外科改良发明的超微创免翻转漏斗胸矫治术，原理基本上是一致的，就是采用手术的方法抬起凹陷区，解除对其后方心肺的压迫，改善胸廓的形态。胸骨抬举术和胸骨翻转术是以截断胸廓凹陷区的肋软骨为手段，抬起凹陷区，但截骨创伤大。Nuss术则是通过矫形钢板从凹陷的胸骨和心包之间植入，翻转钢板达到抬起凹陷区的目的，但存在易移位、易损伤肋间肌及血管等不足。上海新华医院心胸外科改良的超微创免翻转的漏斗胸矫治术，原理与Nuss相同，但创伤更小、效果更确切。

39

漏斗胸的微创手术是怎么回事？

所谓的微创手术，是区别于传统的手术方式——胸骨抬举术和胸骨翻转术而言。胸骨抬举术和胸骨翻转术，都需要在凹陷的胸前区做一个较长的手术切口（8～12厘米），通过切断肋软骨的方式软化凹陷区后，抬起凹陷区，达到解除压迫、改善形态的目的，手术创伤大、切口长且明显，较易复发。微创手术指的是Nuss手术和超微创漏斗胸矫治术，切口小而隐蔽，不切断肋软骨，创伤小且效果确切。上海新华医院心胸外科改良的超微创漏斗胸矫治术与Nuss手术相比，手术步骤简化、创伤更小、钢板固定牢靠、术后疼痛更轻、效果更好。

40

漏斗胸微创手术的适应证有哪些？

漏斗胸的微创手术适应证是指哪些患者需要做漏斗胸微创手术。漏斗胸的微创手术是通过抬起胸廓凹陷区，解除心肺压迫，改善心肺功能。此外，通过改善胸廓外观，改善患者的自卑、抑郁等心理状态，恢复正常生活。

因此，漏斗胸的微创手术适应证包括：① Haller指数 >3.25，即中度以上漏斗胸者，或合并有限制性或阻塞性气道病变者；② 通过定期随访，胸廓凹陷畸形程度逐渐进展，且胸闷等症状进行性加重者；③ 既往接受过漏斗胸矫形手术后再次复发且达到中度以上者；④ 大面积漏斗胸或中度漏斗胸者、对凹陷的胸壁外观特别在意并因此出现一定的心理问题者，如严重自卑、精神忧郁者，有强烈矫正愿望者等。

41

漏斗胸微创手术为什么要用胸腔镜？可否不用胸腔镜？

漏斗胸是以胸廓凹陷为主要特征的胸壁畸形，外科手术是临床上矫治漏斗胸的有效方法。1998年，Nuss用微创手术对漏斗胸患者进行修复治疗，取得良好的中远期效果。近年来，随着Nuss手术在临床上的广泛开展及相关设备的不断改进，该手术的指征被逐渐放宽，手术方案也得到持续改进。目前，临床上微创Nuss手术及相应改良式绝大多数仍采用胸腔镜辅助，部分医疗机构对特定患者进行非胸腔镜手术的探索和尝试。

胸腔镜辅助漏斗胸矫治手术方式主要包括单侧胸腔镜辅助（一般为右进胸胸腔镜辅助）和双侧胸腔镜辅助。漏斗胸手术最危险的步骤是钢板及引导器穿过胸骨后间隙的瞬间，一旦间隙选择错误，轻则造成心包破损，重则心脏破裂出血，甚至危及生命。胸腔镜辅助的最大优势是腔镜下直视胸腔及胸骨后间隙，最大程度避免心包及心脏损伤，将心脏心包的损伤降到最低。其次，对胸腔粘连的患者，胸腔镜下可以及时发现，避免了盲穿可能导致的肺损伤；并且可以对胸腔粘连进行胸腔镜下松解，达到顺利并安全手术的目的。临床上，单侧胸腔镜应用最为广泛，

上海新华医院心胸外科积累了丰富的漏斗胸矫治经验，并

对传统 Nuss 手术进行改良，将腔镜切口与右侧胸腔切口合二为一，形成单孔胸腔镜漏斗胸矫治术，效果明显，微创微痛。

非胸腔镜手术一般应用于剑突下小切口患者或者部分术式创新。剑突下小切口手术往往用于复发性漏斗胸、先天性心脏病术后漏斗胸以及极重度漏斗胸。由于胸骨凹陷加剧，或者因以往手术等原因，胸骨后间隙狭小，粘连明显。即使在胸腔镜辅助下，也难以取得很好的胸骨后间隙分离效果。在这种情况下，可以尝试胸骨下小切口，术中用手术分离胸骨后间隙及左右两侧胸膜，通过手指引导钢板进行操作。非胸腔镜也不加剑突下小切口的应用需极为谨慎，不论术者经验如何丰富，都有心脏受损的风险。如无特殊需求，建议在胸腔镜辅助下行漏斗胸矫正术。

42

什么是 Nuss 手术？

    Nuss 手术是一名叫 Nuss 的美国医生发明的手术。在此之前，胸骨抬举术和胸骨翻转术是漏斗胸的主要治疗方法。胸骨抬举术和胸骨翻转术是通过切断肋软骨和胸骨，抬起凹陷的胸廓以达到治疗的目的，但手术创伤大，且破坏胸廓的稳定性。Nuss 一改以往漏斗胸手术必须截断肋软骨的做法，在胸腔镜辅助下于凹陷的胸骨和心包之间巧妙地植入 1 块特殊的矫形钢板，利用胸廓的弹性，抬起凹陷区，解除压迫，改善胸廓形态。该手术不需要切除胸骨、肋骨以及广泛地游离前胸壁软组织，也不需要在胸部正中切开一个 10 余厘米长的巨大切口，仅在两侧胸壁 3 ～ 4 厘米的微创手术切口下就可以完成手术，大大降低了创伤，是漏斗胸治疗史上的重大飞跃。

43

上海新华医院改良Nuss手术与传统 Nuss手术相比，有哪些改进？

　　漏斗胸的发病率约为0.12%。经过多年的发展与演变，微创Nuss手术逐渐成为外科矫治漏斗胸的主流术式。然而手术过程中需对矫形钢板进行塑形，并且大范围钢板翻转常常导致软组织损伤并加剧术后疼痛，为避免以上缺点，上海新华医院心胸外科自行设计了新型改良钢板及新型改良Nuss手术。首先，与传统Nuss矫形钢板不同，新型改良钢板为预制设计。术前即分为大小2套共15种型号钢板，术中根据患者胸廓及漏斗胸凹陷程度，随时取用，无须术中塑形。而传统Nuss钢板需在矫形钳的帮助下进行塑形。其次，分体式钢板设计取代了原有的一体化设计。由于新型钢板一端与固定片融合，另一端既可以接引导器，又可以接固定锁片，从而使避免大范围翻转成为可能。传统Nuss钢板在引导器的帮助下通过胸骨后间隙，需180°翻转进行胸骨抬举，容易造成软组织损伤、肋间肌撕裂等。第三，也是最重要的"推拉式"钢板植入设计，避免了大范围钢板翻转，很大程度上优化了手术流程，明显缩短了手术时间，并且使钢板固定于肋骨上，而非紧压肋间肌肉。

　　在新型改良漏斗胸钢板及手术设计在优化手术流程的同时，上海新华医院心胸外科进一步总结提炼出钢板植入过程中的3

项技术经验，这些技术优势也是传统Nuss手术不具备的。

（1）钢板斜置技术：新型改良钢板为一浅弧形的钢板，手术时安装在前胸壁而不影响侧胸壁。因此，该钢板在需要时斜置1个肋间甚至2个肋间，并不影响钢板的安装固定、外观及患者的生长发育及活动。对一些特殊的畸形及Nuss术后导致的特殊畸形可获得非常好的效果。例如，一侧的肋弓凹陷为主的漏斗胸、严重的不对称性漏斗胸等。

（2）肋间肌保护技术：将进或者出钢板的相邻肋骨加以固定以防肋间肌被压过度下沉或撕裂，影响胸部外观或者钢板移位而采用的技术为肋间肌保护技术。它使凹陷一侧的肋骨或者肋弓抬得更高，不对称的漏斗胸矫正效果更完美；使成年、骨质偏硬的尤其是凹陷深的患者矫正效果可持续保持，杜绝钢板移位。

（3）钢丝上肋固定技术：用钢丝将钢板固定在邻近的上肋或者下肋上。一般13岁以下的患儿肋骨比较软，胸壁的可塑性好，凹陷胸壁对钢板的压力不大，相应肋骨、肋间肌承受的压力不大，钢丝固定钢板上方或者下方的肋骨对手术效果影响不大。大龄或者成人，尤其胸壁凹陷深的患者，凹陷的胸壁对钢板及支撑钢板的上下2根肋骨及肋间肌的压力极大，容易压沉肋间肌造成肋间间隙增大出现胸壁反凹现象，影响手术效果及外观。此时，用钢丝和钢板的上肋固定，可以将钢板受压的重力转移到上肋，减轻对下肋的压力，肋间肌承受的压力也相应减轻，胸壁出现反凹的现象减轻，手术效果更好。

44

上海新华医院改良 Nuss 手术治疗漏斗胸的优势有哪些？

漏斗胸是最常见的胸壁畸形，治疗方法包括手术等多种，在很多大医院可以开展。上海新华医院心胸外科有其独特的优势，成为众多漏斗胸患者的首选。

（1）漏斗胸手术量大，治疗经验丰富。上海新华医院心胸外科是国内最早开展漏斗胸微创矫治的科室之一。近年来，漏斗胸手术每年300余例，在处理重度/极重度漏斗胸、不对称漏斗胸、鸡胸合并漏斗胸、儿童漏斗胸、成人漏斗胸、先天性心脏病术后漏斗胸、复发性漏斗胸等方面积累了丰富的经验。

（2）超微创漏斗胸矫治手术做得精。漏斗胸治疗团队成熟稳定，良性循环发展。近年来，漏斗胸手术不断创新与改进，精益求精。从最初的进口钢板到新型改良钢板，从附加胸腔镜切口到免胸腔镜切口，漏斗胸手术方法不断优中选优，始终保持精进。

（3）漏斗胸手术有专业的手术团队保障。上海新华医院心胸外科有固定的专业的胸外、心外、麻醉、体外循环团队保驾护航。心外与普胸为同一科室，协同配合熟练高效。尤其是在处理复杂漏斗胸如极重度先天性心脏病患儿术后漏斗胸、复发漏斗胸时，由普胸和心外专科医生共同完成，尽可能做到万无一失。有固定的胸外科手术室、麻醉医生开展手术及配合，轻车熟路。

（4）漏斗胸术后服务完善，每位手术医生都是患者的"私人医生"。有完善的微信随访群，患者出院后手术医生留下联系方式（如微信、手机等）可随时保持联系，成为患者的随身医生、私人医生，及时回复所遇到的问题。

（5）漏斗胸手术效果好。手术效果是硬道理，上海新华医院胸外科一直拥有优良的手术效果和服务口碑。

45

新型改良 Nuss 手术治疗儿童漏斗胸效果如何？

漏斗胸是临床上最常见的胸壁畸形之一，在儿童胸壁畸形中居首位。随着畸形加重以及患者年龄的增长，胸骨凹陷压迫心肺影响心肺功能，对患者生长发育造成不良影响。大龄患儿和成人患者还存在自卑和不同程度的心理障碍。传统 Nuss 钢板及手术需在术前对矫形钢板进行塑形，术中进行大范围钢板翻转，常常致软组织损伤并加剧术后疼痛。为避免以上缺点，上海新华医院心胸外科自行设计了新型改良钢板及新型改良 Nuss 手术。

新型改良 Nuss 钢板及手术治疗儿童漏斗胸效果显著，主要体现在以下三个方面。

（1）胸廓畸形明显改善，患方满意度高。上海新华医院心胸外科回顾性分析了 2013 年 1 月至 2017 年 4 月行新型改良 Nuss 手术治疗的 903 例漏斗胸患者的临床资料，发现患者术后 Haller 指数改善明显。术后效果评估，805 例为优，84 例为良，14 例为中，无差评病例，优良率达 98.4%。

（2）手术及住院时间缩短，并发症少。由于新型改良 Nuss 钢板及手术优化了手术流程，钢板植入手术的时间及术中出血量较传统钢板明显减少，并且术后出院时间明显缩短。目前的新型改良漏斗胸手术患儿，一般术后第1天可以下地活动，第2天复查，第3～4天可以出院。长期随访发现，患者术后胸廓外观保持良好。拆除钢板手术操作的时间方面，新型改良漏斗胸手术较传统Nuss钢板的钢板取出手术优势更为明显，钢板取出更方便，创伤小、恢复快。钢板取出术后第1～2天患者一般可痊愈出院。

（3）对儿童特殊类型的漏斗胸治疗效果显著。对儿童复发性漏斗胸、先天性心脏病术后漏斗胸、不对称漏斗胸以及重度极重度漏斗胸等，新型改良Nuss钢板及手术也取得了很好的治疗效果。

46

新型改良Nuss手术治疗
成人漏斗胸效果如何？

上海新华医院心胸外科应用新型改良Nuss钢板及手术治疗成人漏斗胸的矫形效果确切，并发症少，满意度高。

成人漏斗胸是指就诊时患者年龄满18周岁的漏斗胸。与儿童漏斗胸不同，成人胸壁弹性差而刚性较大。上海新华医院心胸外科对传统Nuss钢板进行改良，并采用自主知识产权的新型矫形钢板（专利号：2009202909.9）治疗漏斗胸。传统Nuss钢板为C型，钢板形状及弧度需在手术中应用车床制作，钢板两端放置于双侧腋中后线，放置时需先用引导器将钢板拖入体内，此后翻转钢板固定，对于肋间肌损伤较大，且手术步骤繁琐，耗时较长。梅举教授和李国庆教授为弥补传统Nuss钢板的不足，对其进行改良。改良后的钢板形状术前确定，无须术中制作；放置时操作简便，无须翻转，损伤小、耗时短，且对双侧的侧胸壁生长发育无限制，为漏斗胸患者术后胸廓形态纠正后拆除钢板带来极大的便利。

2011年1月至2016年6月上海新华医院心胸外科应用新型矫形钢板治疗成人漏斗胸190例，所有患者的矫形效果满意，痊愈出院。12例患者因凹陷范围大，植入2块钢板；手术时间36～65分钟，术中失血量5～20毫升，术后住院时间4～7

天；胸廓形态、Haller指数及肺功能均较术前明显改善。所有患者成功随访，其中135例已经行钢板拆除术，无复发，效果满意。

47

漏斗胸合并先天性心脏病能同时手术治疗吗？

漏斗胸是常见的胸廓畸形，约占先天性胸壁异常的90%。漏斗胸通常作为一个孤立性疾病而存在，但也可伴随先天性心脏病、脊柱侧弯、马方综合征等其他疾病。先天性心脏病合并漏斗胸约占同期收治先天性心脏病的0.17%，发病率虽低，但漏斗胸可导致右心室充盈及心输出量减少，往往症状较为严重，需及早治疗。

目前，对漏斗胸合并先天性心脏病患者同期治疗还是分期手术仍存在争议。部分学者主张分期手术治疗，他们认为同期手术有可能增加出血量、延长手术时间并增加感染机会；而分期矫治则可以缩短手术时间，减少手术创伤对呼吸功能的影响，并且漏斗胸复发的风险可能也会有所减少。但分期手术治疗，患儿往往需要接受再次麻醉、手术创伤以及第二次手术时面临的胸腔粘连而导致损伤风险增加。

上海新华医院心胸外科是国内集成人和小儿于一体的心胸血管疾病外科最权威的诊疗中心之一，对漏斗胸合并先天性心脏病患者有丰富的治疗经验。对漏斗胸合并先天性心脏病患者，建议采取个性化治疗方案。合并的先天性心脏病如可以微创介入治疗，可在家属知情同意后进行同期手术或分期手术。漏斗胸合并房间隔缺损、室间隔缺损及动脉导管未闭等简单先天性心脏病，如适合介入封堵，在封堵结束后可同期行微创漏斗胸矫治术。同期手术患者与单纯漏斗胸矫治手术患者，除在适当口服抗血小板药物等方面有差别，其余处理与康复手段基本相同。合并的先天性心脏病如需要胸骨正中切口手术治疗，需充分告知家属出血、感染及复发等风险，采取同期或分期手术方式。如为同期手术，先行正中切口体外循环下心内直视手术后同期植入矫形钢板，术后密切随访与复查。条件合适者，也可以选择侧腋下切口行同期心内直视手术，避免胸骨切开及感染风险，同期得到漏斗胸矫正。

总之，漏斗胸合并先天性心脏病的患者，根据不同心脏病类型及适合的手术方式，可进行同期或分期手术。

48

心脏病手术后有漏斗胸还能行微创手术治疗吗？

漏斗胸是发病率相对较低的疾病，诊断主要依靠患者典型的体征和影像学检查。目前，对漏斗胸的治疗主要包括胸骨翻转术和胸骨抬举术，如传统Ravich手术、微创Nuss手术和相应改良术式以及近来报道的负吸盘辅助技术等。先天性心脏病包括室间隔缺损、房间隔缺损、动脉导管未闭等可行相应的体外循环下手术或导管介入封堵进行治疗。心脏病术后的漏斗胸患者因胸腔粘连、心包不完整及胸骨结构变化等原因，增加了手术难度和手术风险。传统Nuss手术在矫治先天性心脏病术后漏斗胸方面存在部分不足，如由于患者胸骨后粘连，术中游离胸骨后间隙困难，容易穿破心脏危及生命；心脏病术后患者有心包缺如可能，传统Nuss手术需行术中钢板翻转，容易造成组织甚至心脏损伤等。

上海新华医院心胸外科在传统Nuss手术的基础上，对矫形钢板和手术操作进行了改进和优化：① 改良后的钢板一端与固定片融合，另一端与引导头套接，术中无须翻转钢板，在引导头从对侧胸壁最高点穿出后，可卸去引导头直接安装左侧固定片，从而避免了钢板翻转导致的组织损伤等。② 钢板设计成特定弧形，通过纵隔时成角较传统Nuss手术明显减小，使得钢板通过粘连的胸骨后间隙更具有优势。③ 由于以上两点优势（即钢板无须翻转和呈特定弧形），拆除钢板时只需卸掉左侧固定片，拔除钢丝适当分离后即可抽出钢板；无须改变左侧钢板弧度，避免了传统钢板拆除时对心脏和纵隔的损伤。④ 钢板分大小两套，多种型号满足不同年龄段患者的需求，无须术中钢板塑形。⑤ 为进一步降低心脏损伤的风险，术中加行剑突下纵行小切口，以示指分离胸骨后心包前间隙，使引导器在手指引导下穿过胸骨后间隙至左侧胸腔；当示指分离困难时，可在胸腔镜辅助直视下，借助血管钳等逐步分离。国内外已有报道剑突下加行切口辅助行复杂漏斗胸矫治，但无须翻转的特定弧形新改良钢板，上海新华医院心胸外科开展和应用得比较早。

近期的一项临床研究回顾了 2011 年 1 月至 2015 年 3 月上海新华医院心胸外科对心脏病术后漏斗胸患儿进行的新型改良 Nuss 手术治疗，效果满意，安全可靠。新改良 Nuss 手术矫治心脏病术后漏斗胸的优势在于运用新改良钢板后简化手术流程，以抽拉式钢板植入代替钢板翻转，减少胸骨后间隙组织损伤，加行剑突下纵向小切口确保心脏安全。此外，拆除新改良 Nuss 钢板较拆除传统矫形钢板更加安全和省时。

因此，心脏病患者手术后有漏斗胸可行微创手术治疗。

49

漏斗胸复发了还能手术吗？

答案是肯定的，漏斗胸复发可以手术。

复发性漏斗胸是指曾接受过胸骨抬举术、胸骨翻转术及传统Nuss术等手术治疗的漏斗胸，术后再次出现的胸前区凹陷畸形。漏斗胸复发的原因包括钢板移位、钢板留置时间过短及固定欠佳等。初次手术常导致胸骨后间隙粘连、胸腔粘连、肋间肌撕裂，漏斗胸术后复发普遍存在手术导致的胸腔粘连及胸壁局部瘢痕。这些粘连和瘢痕引起胸壁弹性差而刚性大，再次手术操作的复杂程度及风险均远高于单纯性漏斗胸。

上海新华医院心胸外科对复发性漏斗胸进行了临床研究，发现抬举术后复发患者多在胸骨后支撑物（如克氏针）取出或断裂后出现；胸骨翻转术后复发者的胸廓凹陷形态特点为胸骨中段凹陷，下段及剑突往前凸出；传统Nuss术后复发者因钢板取出过早或钢板以为所致。运用具有自主知识产权的新型改良钢板进行微创治疗，通过大量临床实践，发现植入矫形钢板后，根据术中情况加行肋软骨截骨下沉肋弓并双侧肋间肌加强等可明显改善局部形态，效果良好。

50

复发性漏斗胸还能微创手术治疗吗？

漏斗胸矫形手术后复发率为2%～37%。对复发性漏斗胸，上海新华医院心胸外科在多年大量手术病例的基础上进行了经验总结和技术创新。① 对于严重的胸骨后粘连的松解，采用剑突下小切口，结合胸腔镜引导，经肋间用电凝结合经剑突下钝锐性分离相结合，双向会师后打通胸骨后通道。② 对于Nuss术后胸腔和胸骨后粘连不严重者，直接应用组合钢板的引导器进行仔细钝性分离。但如果在分离过程中发现胸骨和心包粘连紧密，则加行剑突下小切口，经该切口直视下分离胸骨心包间粘连，提高手术的安全性。③ 因凹陷区瘢痕导致肋软骨硬化，不利于胸廓塑形，创新性地采用钢丝跨肋间缝合加固肋间，并应用跨肋的钢丝固定钢板，可以避免杠杆原理带来的钢板移位。

2010年1月至2017年12月，上海新华医院心胸外科采用自主产权的新型改良矫形钢板治疗复发性漏斗胸126例患者矫形效果满意，均痊愈出院。应用超微创矫形钢板治疗复发性漏斗胸，联合肋间固定加强，可有效改善胸廓形态，解除压迫，改善肺功能，安全便捷，效果良好（图6）。

以上理论与实践证明，漏斗胸复发可以行微创手术治疗，应用新型改良矫形钢板及手术治疗复发性漏斗胸效果优异。

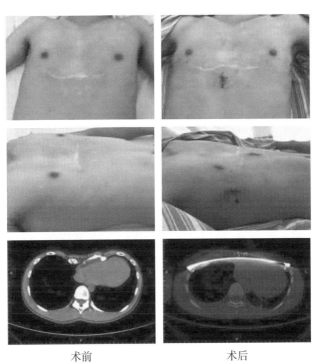

术前　　　　　　　　　　　术后

图6　复发漏斗胸患者术前、术后照片和CT影像学表现

51

Nuss手术后失败还能行超微创手术吗？

漏斗胸患者不论采用哪种手术方式进行初次修复，都有发生矫形失败的可能。漏斗胸手术失败或复发患者的临床症状与初次手术前类似，可出现限制性或阻塞性气道病变、心功能受影响、畸形程度有进展及进行性加重，有的患者甚至有思想负担和悲观心理而强烈要求再次手术治疗。

绝大多数Nuss手术失败后的患者可进行手术治疗。对于切口感染、钢板过敏等极少数患者需在充分抗感染、伤口处理、相应抗过敏治疗完善并进行充分评估后行新型改良Nuss手术。

上海新华医院心胸外科总结了Nuss手术后复发的94例患者，其中82例取出钢板后1～5年后复发；12例为钢板旋转移位，失去对凹陷最低点的支撑所致。应用具有自主知识产权新型改良矫形钢板治疗漏斗胸，有效解除压迫，效果良好，并形成了以下治疗经验。

（1）剑突下辅助切口：由于复发性漏斗胸存在轻重不一的胸腔粘连，对于粘连较轻者，无须多加切口辅助，经胸腔置入电钩分离即可。对于胸腔粘连严重者，需加行剑突下长3～10厘米的切口，用来向上抬起胸骨，松解胸廓凹陷区和心包之间的粘连，通常需游离至凹陷区双侧最高点，以打开钢板行进区的胸骨后通道。如凹陷区肋软骨硬化明显导致凹陷区抬起应力过大，可截断与胸骨下段连接的第5、6肋软骨缓解。

（2）肋间加强技术：由于复发性漏斗胸患者的前肋间隙通常较宽，采用钢丝对双侧跨钢板进出胸腔肋间的上下两根相邻肋骨进行缝合；并收紧用于适当缩小肋间隙加强肋间，用于有效地支撑钢板。

（3）钢板植入与胸廓塑形：根据凹陷区的横径选取长短合适的钢板，装上引导装置。通常从右胸切口沿浅筋膜内面的疏松间隙从最高点肋间进右侧胸腔，在胸腔镜引导下从凹陷区的最低点穿过胸骨和心包之间的间隙，从左侧最高点的肋间穿出胸腔，沿左胸浅筋膜内的疏松间隙从左胸切口拉出引导装置，上抬凹陷区胸壁进行塑形，满意后卸下引导装置，装上固定片。双侧跨肋骨的钢丝穿矫形钢板的固定孔，收紧钢丝固定钢板和肋骨。

（4）钢板植入后处理：钢板植入后，分离粘连渗血较多者。对于胸腔粘连分离后渗血明显者，术后放置右胸引流管或纵隔引流管。对于分离粘连时渗血较少者，术后无须放置胸腔或纵隔引流管。对于需截断肋软骨者，通常需游离肋软骨表面的皮瓣，缝合时可能需置入皮下引流管或皮片引流。

总之，应用新型改良 Nuss 钢板及手术治疗 Nuss 手术后失败的漏斗胸安全有效。

52

Ravitch 截骨手术失败后怎么办？

漏斗胸是常见的胸廓畸形，特点是胸骨及相邻的肋骨向后凹陷，发病率约为0.25%，男性发病率约为女性的5倍。传统的漏斗胸手术包括Ravitch手术、改良Ravitch术和胸骨翻转术，需要切断胸骨并切除异常的肋软骨。文献报道，2%～11%的漏斗胸患者因初次手术失败而需要二次手术，而以往二次手术往往创伤更大、出血量多、住院时间长，且手术效果相对较差。

对于Ravitch手术失败的漏斗胸患者，由于胸骨与心包之间的粘连，导致手术的复杂性和风险性大幅度提高。早在2007年，上海新华医院心胸外科根据Ravitch手术后患者胸骨后粘连等特点，通过剑突下辅助小切口采用微创Nuss手术，取得了很好的治疗效果。2007年7月至2010年8月，上海新华医院心胸外科对22例初次手术失败的漏斗胸患者（Ravitch手术12例，改良Ravitch术7例，胸骨翻转术3例）应用辅助剑突下小切口的改良Nuss手术进行矫治，取得了满意的治疗效果。术后随访1～4年，82%的复发性漏斗胸患者表示二次手术后活动的运动量较术前有不同程度提高；二次手术前的胸痛、反复呼吸道感染及心悸症状明显减轻或消失。患者拆除钢板后随访期间未发现固定片滑脱或钢板移位。近年来，上海新华医院心胸外科在原有改良Nuss手术基础上进一步优化手术流程，自主研发出新型改良Nuss钢板，临床上应用于Ravitch手术失败的漏斗胸患者，同样取得了很好的治疗效果。

综上所述，微创Nuss手术及新型改良Nuss手术治疗Ravitch截骨手术失败后的漏斗胸安全有效。

53

漏斗胸合并鸡胸可以行微创手术吗？

漏斗胸和鸡胸是胸廓畸形当中最为常见的两种畸形。多数单独发生，但也有少数漏斗胸与鸡胸同时发生的情况。多表现为上胸壁向前凸出呈鸡胸形态，而下胸壁向内凹陷呈漏斗胸形态，是一种复杂的胸壁畸形，处理起来也相对更加棘手。以往漏斗胸合并鸡胸一般采用开放手术进行矫治，即 Ravitch 手术。但该方法创伤较大，需要在胸部正中切开一个长 10 ～ 20 厘米的手术切口，广泛游离前胸壁肌肉组织，还需要楔形切除胸骨，切除部分肋软骨以及剑突，手术创伤非常大，患者往往难以接受。

近年来，针对这一复杂畸形，上海新华医院心胸外科设计了一种全新的微创手术，命名为"三明治"手术，即同时放置漏斗胸钢板和鸡胸钢板矫治漏斗胸、鸡胸复合畸形，仅仅在两侧胸壁切开两个 2 ～ 3 厘米的手术切口即可完成手术，手术非常微创，并且取得了非常好的效果。

54

漏斗胸合并脊柱侧弯可以一起手术吗？

漏斗胸合并脊柱侧弯在临床上较为常见。目前，漏斗胸手术一般都可以采用微创手术解决，属于胸外科疾病范畴；脊柱侧弯表现为脊柱不同形式不同程度的弯曲，属于脊柱外科疾病范畴，多为开放手术。

两种疾病一般不建议同期进行手术，优先进行哪一种手术主要看两种畸形的严重程度，如果脊柱侧弯程度较轻，可以优先进行漏斗胸手术，术后再佩戴脊柱侧弯矫形支具即可。如果脊柱侧弯非常严重，对患者心肺功能影响较漏斗胸更加严重，则应该优先进行脊柱侧弯手术，待脊柱侧弯完全矫治后再择期行漏斗胸手术。这样，更加安全，手术效果也能够得到保证。

55

漏斗胸合并膈膨升，可以同期手术吗？

漏斗胸表现为前胸壁向内凹陷畸形，对心脏以及肺组织有一定压迫，影响心肺功能，中、重度漏斗胸需要手术治疗。膈膨升是指膈肌从正常位置上抬，多为先天性疾病，也有后天因素造成（如各种原因导致的膈神经损伤或者麻痹）。膈肌上抬后胸腔体积随之减小，影响患者的肺功能。一般膈肌上抬超过2个肋间会对患者的呼吸功能造成一定影响，需要手术治疗。

如两种疾病同时发生，会加重对患者肺功能的影响。如术前评估两种畸形均需要手术矫正也是可以同期进行手术的，因两种手术均属于无菌手术，且互不干扰，不会影响手术效果，可以在胸腔镜住下完成膈肌折叠手术后再进行漏斗胸矫治。

56

漏斗胸合并肺大疱或者气胸应该怎样处理？

　　漏斗胸患者多数属于高瘦体型，而肺大疱也容易发生于高瘦体型的患者，在临床上两种疾病同时发生比较常见。如果肺大疱较小，则破裂风险小，可以不进行手术处理，仅仅处理漏斗胸就可以了；如果肺大疱较大，破裂风险较大，在进行漏斗胸手术的同时也可以同期切除肺大疱。

　　漏斗胸合并气胸临床上比较少见。漏斗胸和气胸是两个独立的疾病，漏斗胸患者发生气胸其实就是因为肺大疱破裂导致。如果气胸量较少也是可以不处理的，待肺大疱愈合后再择期行漏斗胸手术。如果气胸量较大，则需要进行胸腔引流或者进行肺大疱切除手术，在这种情况下选择同期手术治疗对患者来说可能更加合适，可以一次麻醉同时完成肺大疱切除和漏斗胸矫治手术，减少了患者二次手术的痛苦，节省手术费用，并且也不会增加手术风险。

57

漏斗胸治疗后会复发吗？ Nuss 手术后为什么会复发？ 哪些复发性漏斗胸需要再次手术治疗？

漏斗胸患者不论采用哪种手术方式进行初次修复，都有出现矫形失败或畸形复发的可能。以往研究报道，漏斗胸矫形手术后复发率为2%～37%。复发原因可能是患者手术时的年龄小、手术范围大、微创手术后矫形板移位、钢板拆除太早、局部感染等因素。

对于术后复发患者，应充分评估胸壁的畸形程度、临床症状以及心理状况，同时对主要症状进行评价也十分重要。通过评价来判断患者的术前症状是否依然存在，以致患者不得不接受再次手术，并依此判断是否需要二次手术。由于胸廓畸形的复发，很多患者会出现与初次手术前相似的症状，如胸痛、活动后气急、反复呼吸道感染和心悸等，相关检查可见心脏受压和肺通气功能受限。除了上述临床症状，很多患者还存在不同程度的心理问题。因此，无论从临床上，还是心理因素方面考虑，对于Haller指数大于3.5的患者均建议二次手术进行矫治。对Haller指数为3.2～3.5患者，需综合评估患者的全身情况，包括临床症状、心理状况、患方要求等再决定是否二次手术。

由于初次手术常导致胸骨后间隙粘连、胸腔粘连及肋间肌撕裂，均明显增加再次矫治的风险与难度。上海新华医院心胸外科运用胸腔镜辅助植入具有自主产权的新型改良微创矫形钢板治疗复发性漏斗胸，治疗效果理想。对于Nuss术后胸腔和胸骨后粘连不严重者，可直接应用组合钢板的引导器仔细进行钝性分离。但如果在分离过程中发现胸骨和心包粘连紧密，则加行剑突下小切口，经该切口直视下分离胸骨心包间粘连，提高手术的安全性。上海新华医院心胸外科2010年1月至2017年12月采用自主产权的新型改良矫形钢板治疗126例复发性漏斗胸，所有患者矫形效果满意，痊愈出院；88例已行钢板拆除术，无复发。

58

手术能否根治漏斗胸？

传统 Nuss 手术过程中需对矫形钢板进行塑形，并且较大范围钢板翻转常常致软组织损伤从而加剧术后疼痛。为避免以上缺点，上海新华医院心胸外科自行设计了新型改良钢板及新型改良 Nuss 手术，取得了良好的治疗效果。

新型改良钢板为预制设计。术前即分为大小两套共15种型号钢板，术中根据患者胸廓及漏斗胸的凹陷程度随时取用，无须术中塑形。分体式钢板设计取代了原有的一体化设计。由于新型钢板一端与固定片融合，另一端既可以接引导器又可以接固定锁片，从而使避免大范围翻转成为可能。传统 Nuss 钢板在引导器的帮助下通过胸骨后间隙，需180°翻转进行胸骨抬举，容易造成软组织损伤和肋间肌撕裂等。

早在2015年，上海新华医院心胸外科在国际权威杂志《胸外科年鉴》（*Annual Thoracic Surgery*）上首次报道了新型改良 Nuss 手术治疗漏斗胸的效果，147例患者均手术成功，效果优良。2018年，又在国内心胸外科权威杂志《中华胸心血管外科杂志》报道了1 020例新型改良 Nuss 手术治疗漏斗胸的经验，进一步证实了新型改良 Nuss 钢板及手术治疗漏斗胸的优良效果，术后随访提示钢板拆除后无复发，效果明显。

临床实践证明，漏斗胸是可以微创治疗的，也是可以根治的。

59

为什么有的漏斗胸需要放 2 块钢板，有的只需要放 1 块钢板？

漏斗胸手术的目的是解除心肺压迫，有利于儿童生长发育以及改善胸壁外观，调整患者的心理状态，不再自卑，恢复正常生活。手术中患者取平卧位，于双侧腋前线各作一个长 1.5～2.5 厘米的纵向切口深至肋骨骨膜外，沿肋骨骨膜外间隙向胸骨方向分离至胸廓最高点。该点与胸骨最低点在同一水平线上。于右侧用带引导器的钢板的引导头从右侧最高点肋间进右胸，引导钢板穿过胸骨后间隙从胸骨最低点后方穿过纵隔，至左侧最高点肋间穿出胸壁(这 2 个最高点一般也与胸骨最低点在同一水平线上)。以上过程中，最重要的是钢板进胸后要从胸骨最低点后方穿过纵隔，起到胸骨抬举的作用。这也是当前微创 Nuss 手术以及众多改良术式的基本原理。

如果患者有 2 个胸骨最低点，2 块或者多块钢板往往会起到更好的矫形效果。这类患者大多为成年人漏斗胸或者年龄偏大的青少年，胸廓凹陷面积大，单块钢板植入只能抬举一部分胸骨凹陷，并且单块钢板抬举的力量与胸骨凹陷的应力偏大，容易导致受力肋骨骨折或肋间肌撕裂。临床上，第 1 块钢板一般植入在第 5 肋间，植入后如需植入第 2 块钢板，一般植入在第 2 肋间（部分植入在第 3 肋间），以达到矫正畸形的目的（图 7）。

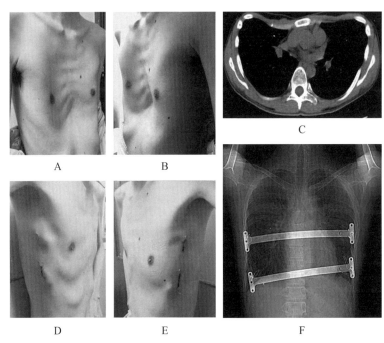

图7　广泛面积漏斗胸术前照片（A、B）以及术前CT影像（C）；经2块钢板矫治后胸廓形态恢复正常（D、E），术后胸部X线片可见2块钢板位置良好（F）

　　2块或多块钢板植入的目的在于更好地矫正畸形，但也须注意以下问题。首先是伤口，2块钢板植入增加了2个伤口，伤口愈合不良可能性相应增加，需加强切口换药及术后保护。其次是疼痛较单钢板植入明显，单钢板植入患者术后第1天下地活动，第3天左右即可以出院。多钢板植入者往往需要延长1～2天活动及出院时间。最后是费用，钢板多为自费，增加1块钢板，花费相应增加。

60

漏斗胸手术需要留置
胸腔引流管和导尿管吗？

漏斗胸手术属于胸部微创手术，术中通过控制呼吸或采用人工气胸的方法使肺组织萎陷，然后植入矫形钢板。虽然矫形钢板从胸腔内穿过，但是多数情况下手术操作不会损伤到肺组织，也不会引起出血，手术结束时只需要麻醉医生配合膨肺就可以了。因此，绝大多数漏斗胸患者术后不需要放置胸腔引流管。

当然也有些情况比较复杂。例如，先天性心脏病术后、复发性漏斗胸、合并肺部疾病等患者，是否放置胸腔引流管需要视术中情况而定。另外，由于漏斗胸手术时间很短，大多数仅需要半小时至1小时，因此不需要留置导尿管。

61

漏斗胸手术可能会有哪些并发症？

漏斗胸的手术并发症包括术中并发症及术后并发症。

（1）术中并发症。漏斗胸的术中并发症发生率很低，主要有肋间隙撕裂、心包损伤、心脏贯通伤、胸骨骨折、膈肌及肝脏损伤等，其中肋间肌撕裂和心包损伤相对略常见。尤其是在重度或极重度漏斗胸的手术矫治过程中，由于胸骨明显凹陷，胸骨后间隙空间狭小，引导器及矫形钢板在通过胸骨后间隙时容易误入心包，但操作中会有明显的突破感及突破声，轻柔操作、及时调整操作间隙一般无不良影响。

钢板植入后，由于重度或极重度漏斗胸对钢板应力更大，容易出现肋间肌撕裂。为减轻肋间肌压力，上海新华医院心胸外科通过改进超微创漏斗胸矫治术，创新性开发出双侧肋间肌加固法，通过钢丝对双侧肋间隙进行加固，最大程度上避免了肋间肌撕裂。

（2）术后并发症。漏斗胸的术后并发症包括疼痛、皮下气肿、气胸、胸腔积液、切口感染、过敏反应、心包积液、肺炎、肺不张、钢板板移位及术后获得性脊柱侧弯等。

疼痛是最常见的术后并发症。植入后的钢板与胸骨形成的应力以及手术切口成为疼痛的重要原因，多数可口服止痛药控制，一般术后2～3天可逐渐减轻耐受。

肺炎、肺不张也是可能的并发症。由于疼痛，患者术后常常不愿活动和咳嗽，成为肺炎和肺不张的重要原因，一般抗感染治疗1～3天后炎症逐渐控制。但在重度漏斗胸和低龄患者中，如出现反复肺不张，需加强拍背咳痰、早期下地活动，必要时气管镜吸痰，促进肺复张。

钢板移位是术后较严重的并发症，一旦发生应立即来院复查，根据移位的方向和幅度以及钢板植入时间，选择保守处理、钢板复位或者钢板取出等。

皮下气肿和气胸是常见的术后并发症，多由钢板植入前、隧道建立时气体进入皮下和术后肺膨胀不全引起，多数无须处理，吸氧等措施有助皮下气肿和气胸吸收。较严重的皮下气肿和大量气胸少见，一般只需皮下排气及胸腔闭式引流即可痊愈。

切口感染和钢板过敏偶尔也会发生，过敏体质以及偏瘦患者相对容易发生对钢板过敏和切口感染。钢板过敏可表现为切口附近皮疹，一般通过抗过敏治疗即可恢复。对切口感染患者，多数需切口换药；如仍无好转，可考虑清创手术治疗。对严重的皮肤感染缺损患者，可以考虑自体皮肌瓣移植，效果及预后良好。

胸腔和心包积液的发生率相对较低，即使有少量积液，绝大多数无须处理，可自行吸收。罕见的大量胸腔和心包积液可能与术中损伤有关，需引起重视，及时寻找原因、引流积液并作相应处理。

此外，极少见术后获得性脊柱侧弯患者，可能与术后因疼痛而致身体姿势不良有关。但该脊柱侧弯是否与手术有关还是与漏斗胸本身有关，目前尚不明确。

62

漏斗胸微创手术后要注意什么？

漏斗胸手术是微创手术，创伤小，患者术后恢复也相对其他常规的胸外科手术快。但因为患者术中行静脉复合吸入全身麻醉，术后麻醉苏醒需要注意以下几点。

术后1小时，患者苏醒完毕可以回到普通病房或者监护室。此时患者麻醉并没有完全醒透，意识刚刚恢复，不能自如站立甚至说话。一般麻醉医生会嘱咐继续禁食、禁水至完全清醒状态，需要进一步行生命体征监护。

术后2～3小时，患者意识逐步苏醒但是伴随的疼痛感会慢慢出现，尤其是一些重度漏斗胸或者特殊类型的漏斗胸患者，虽然矫形效果好，但是胸骨和肋骨承受了更大的压力，骨性痛感会更明显。

术后3～6小时，患者可能会出现口干舌燥，此时护理人员可以在其口唇上沾一些水湿润，6小时后可以放开进行清淡半流质饮食。另外，由于大部分患者并没有留置导尿，此时会出现尿意，如果能够自主活动，可以在陪护者搀扶下去洗手间，或者在床上使用尿壶。

综上，术后1～6小时属于麻醉清醒的关键时期，患者意识逐步恢复，身体的功能也开始回到正常工作状态，但是疼痛感会逐步清晰，在一般情况稳定的前提下可以半坡卧位坐起，躺下或坐起均需要有家属帮忙托住颈后部，防止因突然用力导致胸部剧痛，一般不建议立即下床活动。一般清醒6小时后开始饮食。

63

漏斗胸手术是否要全身麻醉？
会影响儿童的智力发育吗？

微创漏斗胸矫正手术微创、微痛，但钢板需要通过胸骨后间隙进行胸骨抬举，手术需要在全身麻醉状态下进行。椎管内麻醉、局部麻醉等无法达到操作需要的要求，反而增加了手术风险。

小儿麻醉相对难度较高，通常由麻醉科有经验的医师来完成。目前全身麻醉所用的主要药物包括镇静、镇痛和肌松药，也就是在深度睡眠基础上加了镇痛、肌松和逆行性遗忘的作用。睡眠对于儿童手术非常重要，因为儿童对手术有高度的恐惧感，同时很难耐受疼痛以及手术固定姿势造成的不适感，所以需要给予镇静催眠药物。这是一种暂时抑制患者意识的手段，完全可逆，所以全身麻醉对儿童的智力不会造成影响。

有的患儿家长担心全身麻醉后对儿童的记忆力造成影响，其实不然。由于静脉麻醉药物有催眠、遗忘、镇痛的作用，对儿童手术前后的记忆力有段时间（一般为数小时）的影响，这样能使患儿更好地配合手术，避免其在康复后仍然保留手术的恐惧记忆造成不良的心理影响。静脉麻醉药在人体内的血液系统和神经系统中清除很快，患儿苏醒迅速、体内无蓄积。因此，对患儿完全苏醒后的记忆没有影响。

64

漏斗胸手术后对患者的心·肺功能有哪些影响？

漏斗胸矫治手术是胸部手术，需要全身麻醉，体内植入钢板，所以术后短期内可能会造成患者心肺功能下降。主要原因包括胸部创伤疼痛、肺部不张及钢板植入的不适感。

从长期来看，只要度过了不适期，因为钢板的作用顶起了胸腔，心脏的压迫解除，有助于心肺功能提升。对一部分成年患者的随访反馈显示，术后半年明显感觉胸部压迫症状减轻，唱歌、讲话时用气较术前明显提升。运动方面，由于钢板植入术后并不建议剧烈运动，所以心肺功能的提升和表现功能有限，需要等钢板完全拆除后进一步恢复。

65

漏斗胸术后复查发现肺不张如何处理？

漏斗胸术后肺不张的原因包括没有按照医生要求进行早期咳嗽，且需要排除因为术中肺部破损或肺大疱破裂引起的气胸。

肺不张一般在术后复查胸部CT或者X线片时进行诊断，听诊可以闻及局部的湿啰音，多数不伴有其他症状体征，但部分患者可能出现高热、血常规指标升高现象。

肺不张处理方法：陪同家属对患者加强拍背，促进肺复张，指导正确的咳嗽方式，必要时使用呼吸锻炼器；鼓励患者早期下床活动，进行深慢的腹式呼吸锻炼。

第一篇 漏斗胸

66

漏斗胸术后气胸如何处理？

为了保证手术安全，漏斗胸手术需要在胸腔镜直视下完成。一般术中采用人工气胸的方法使肺组织萎陷，然后再植入矫形钢板，部分医院为防止术后气胸会留置胸腔引流管以排出气体。为了减轻患者的痛苦，使手术更加微创、美观，上海新华医院心胸外科在患者排出气体后并不会留置引流管，在完成手术后嘱麻醉医生膨胀肺组织，同时使用引流管将气体排出胸腔。极个别患者术后复查胸部CT会发现有少量的气体残留，也并不需要处理，一般几天后残余气体就会自行吸收。当然，如果术中患者有肺组织损伤或者合并肺大疱破裂，术后有肺组织漏气导致的气胸还是需要放置引流管排气的。

67

漏斗胸术后发现胸腔积液怎么处理？

漏斗胸手术一般在胸腔镜直视下完成，需要将钢板经过一侧胸壁进入胸腔，再从另外一侧胸壁穿出胸腔。在这个过程中胸壁上有穿刺导致的损伤，另外还需要分离胸骨后间隙，如胸腔有粘连还需要分离粘连，这些都可能导致术后一定程度的渗出，导致胸腔积液。

一般来讲，少量的胸腔镜积液是不需要处理的，因为人体胸腔有吸收功能，少量的胸腔积液是可以吸收的；但是如果胸腔积液量较大，则需要放置胸腔引流管进行引流。

68

漏斗胸患者术后发热怎么处理？

漏斗胸以及拆除钢板手术属于微创手术，手术时间短，创伤非常小，绝大多数患者术后并不会出现发热，少部分患者术后出现发热有以下几种可能。

（1）非感染性发热：部分患者术后出现低热，但血常规检查、C反应蛋白等指标均正常，多数是术后的吸收热，无须特别处理，一般1～2天就可以缓解。

（2）肺部感染导致发热：患者术后咳嗽力度不足导致痰液不能及时排出，细菌滋生导致发热，这种情况下只要患者主动咳嗽把痰液咳出，配合抗感染治疗一般很快就会康复。实际上，术后主动咳嗽在胸部手术后都非常重要，是促进患者康复的一个非常重要的环节。

（3）切口感染导致发热：术后极个别患者会发生切口感染，这种情况往往会导致持续性高热。尤其是微创漏斗胸手术患者，因为术中会植入钢板，一旦切口感染处理起来非常棘手。此时需要仔细观察手术切口是否有红、肿、热、痛的表现，如果确定为切口感染需要积极处理。

69

漏斗胸患者术后出现头晕、恶心的症状正常吗？如何处理？

微创漏斗胸手术需要全身麻醉，术后为减轻患者疼痛一般会配制镇痛泵。患者术后头晕、恶性、呕吐等不适，多为麻醉药物和镇痛药物的反应，一般随着时间的推移都会缓解；不能缓解的患者则需要停用镇痛泵，使用其他镇痛药物，同时联合使用一些镇吐药物，一般都能缓解。

第
一
篇

漏
斗
胸

70

小儿漏斗胸术后哭闹怎么办？

　　除了一些特殊类型或者重度凹陷的漏斗胸，儿童漏斗胸手术的时机一般选择在3周岁以后。小儿漏斗胸定义的范围是3～8周岁，这个年龄的儿童对于手术和麻醉的心理认知并不成熟，所以术前、术后的心理疏导并不一定能够取得效果。而8岁以上的儿童有一些基本的认知能力，告知他们注意术后的姿势，注意咳嗽、排痰是能够被理解的。那么，小儿漏斗胸手术后势必会面临哭吵，这个时候家长往往手足无措，需要医护人员的帮助和指导。因此，针对这个问题提出以下建议。

　　小儿术后轻声地哭吵多数是因为身体有不适感，适当地镇痛可以缓解哭吵，术后小儿镇痛泵可以持续使用48小时；如哭吵厉害，在医生判断确因为疼痛引起可以适当地临时加一些镇痛药物。

　　除了疼痛不适，因漏斗胸手术植入的钢板在患儿体内也会使其出现不适感。这时候，需要家长正确引导，适当地转移注意力，比如讲讲笑话，可以让宝宝看看动画片或者玩小游戏等转移注意力。有些宝宝因为植入钢板的不适感不愿早起下床活动，这个时候需要多多鼓励或设立奖励措施。

　　腹胀会导致患儿哭吵，因为持续使用麻醉药物可能会造成肠蠕动减弱，引起腹部胀痛甚至有诱发阑尾炎、肠套叠的风险。

如果宝宝哭吵并明确指出腹部不适，需要告知医护人员；必要时请普外科医生会诊，排除急腹症的可能性。术后早期也需要注意通便药物的使用，可以有效地促进肠蠕动，避免腹胀或者急腹症的出现。

71

漏斗胸手术后疼痛怎么处理？

漏斗胸术后疼痛是不可避免的问题，几乎所有的患者表示漏斗胸术后会出现不同程度的疼痛。疼痛程度与漏斗胸的凹陷程度有关，但有很大的个体差异，疼痛问题要重视，但也需要区别对待，不可一概而论。目前，术中麻醉会常规使用镇痛泵和区域神经阻滞麻醉，理念是多模式镇痛，所以术后48小时内的疼痛可以依靠镇痛泵和少量镇痛药克服。

（1）使用镇痛药物。目前，根据镇痛药物的种类可以分为阿片类药物和非甾体抗炎药。根据疼痛程度可以分为轻度镇痛、中度镇痛和强效镇痛药物。青少年和儿童不推荐使用非甾体抗炎药，可以使用一些轻度或中度的镇痛药物；而成年人因为骨性疼痛明显，可以适当放宽镇痛指征，选择强效镇痛药物（包括一部分阿片类药物和非甾体抗炎药的联合应用）。一般患者出院时也会带足镇痛药物，在痛感比较明显的前期可以选择规律服用，在痛感不强烈的后期可以选择按需或者不服用。

（2）心理疏导和转移注意力。尤其是儿童，不推荐大剂量使用镇痛药物，必要时玩游戏或者看动画片可以缓解疼痛。

镇痛药物不是越多越好，镇痛药物的使用会带来一些不良反应，比如肠道功能恢复缓慢、药物依赖等。

72

漏斗胸手术镇痛如何处理？

漏斗胸是最常见的先天性胸廓畸形，Nuss手术及相应改良术式已经成为目前微创治疗漏斗胸的主流术式。尽管手术创伤较传统开放手术（如Ravich术等）明显减小，但疼痛仍是许多漏斗胸患者术后遇到的问题，严重时甚至影响患者的呼吸功能和下地活动时间等。Nuss手术后疼痛剧烈与手术操作对肋间肌肉的牵拉及剥离有关，也与钢板将胸骨向前托起引起胸廓构象改变有关，疼痛涉及第1～10胸椎的神经支配节段，术后视觉模拟评分法对疼痛的评分往往达7～8分。此外，患者的年龄及体重也是影响Nuss术后疼痛的重要因素。12～18岁患儿术后吗啡的用量较7～11岁的患儿增加了75%；体重每增加1kg，术后吗啡的用量则将增加0.9%。针对漏斗胸患者的术后疼痛，上海新华医院漏斗胸麻醉团队运用多种措施有效进行手术镇痛。

（1）全身麻醉以及镇痛泵的应用。漏斗胸手术在患者全身麻醉状态下进行，术后静脉镇痛以阿片类药物为基础的自控静脉镇痛为主。其优点在于镇痛效果好，减少术后追加镇痛药物次数，降低住院费用。相关不良反应包括恶心、呕吐等。

（2）肋间神经阻滞。近年来，随着超声技术的发展，区域神经阻滞得到重视与推广。漏斗胸患者在全身麻醉诱导完成后接受肋间神经阻滞，阻滞完成后进行漏斗胸手术。与盲穿法相比，超声引导能够直视穿刺针在组织中的行进路径及位置，从而避开血管、胸膜或其他重要组织器官，减少气胸、血管内注射等并发症的产生，并可观察局部麻醉药在神经周围的弥散情况和分布范围，减少局部麻醉药用量，具有定位准确、成功率高、并发症少、麻醉效果确切、费用相对经济等优点。

（3）非甾体抗炎药的应用。术后第1～3天，患者会有不同程度的疼痛。对儿童以及18岁以下漏斗胸患者，可选择的非甾体抗炎药的类型很少，临床上根据患者的体重可用酮铬酸肌注或静脉用药，或口服泰诺灵等解热镇痛药。对成年患者，选择范围相对较大，一般疼痛多数口服镇痛药即有效，对较为严重的术后疼痛可以静脉应用帕瑞昔布等。

73

为什么漏斗胸患者术后会出现便秘？
如何处理？

　　微创漏斗胸手术采用矫形钢板将凹陷的胸壁矫正至正常形态，多数患者术后疼痛比较严重，因此需要使用多种镇痛方法以缓解疼痛。但是大多数镇痛药物有胃肠道抑制作用（抑制胃肠道蠕动），很多患者术后会出现便秘。因此，患者术后一定要加强活动，促进胃肠道蠕动，配合饮食疗法（比如多喝水、多吃膳食纤维）绝大多数能够缓解；部分严重患者则需要使用润肠通便的药物（比如乳果糖、开塞露等）促进大便排出。

74

哪些漏斗胸患者术后会出现切口愈合不良？如何处理？

漏斗胸患者术后切口愈合不良的表现为切口裂开、切口流清亮液体、切口流脓，以及切口钢板或钢丝裸露。

（1）早期切口裂开：确定没有脓性液体，可以考虑行一期缝合。

（2）切口流少许液体：液体清亮、无色无味，一般是无菌性炎症或者是脂肪液化，切口须换药，局部干燥后缝合，干燥方法有自然干燥或者加红外线灯加热辅助。

（3）切口流脓需要查明原因：不累及植入钢板，可以在病房环境下进行二次清创、缝合；如果脓性分泌物较深，需要在手术室内清创，去除腐肉；创面大的还需要考虑留置引流管。

（4）极端情况不可能发生多次切口愈合不良、清创不满意，这时需要考虑联合整形外科进行皮瓣转移；部分情况下感染源来自植入的钢板，需要拆除或者更换钢板。

（5）加强全身治疗：通过营养支持提高免疫力，细菌培养确定使用的抗生素，持续的无菌炎症可以考虑口服地塞米松。

75

漏斗胸患者术后可以侧卧位睡觉吗？

传统的Nuss手术后是不推荐侧卧位的，因为Nuss支架的构造问题可能会由于患者侧卧而导致支架移位变形。上海新华医院心胸外科研制的新型矫形钢板不存在相关问题，术后1个月患者即可以尝试侧卧，前提是没有明显的胸廓变形，不影响正常呼吸，没有明显的痛感或不适感。

漏斗胸患者术后康复性训练包括哪些方面？

漏斗胸患者术后住院期间需要进行一些康复动作的学习，医生查房时也会督促做一些康复性训练，具体包括以下方面。

（1）体态纠正：主要包括靠墙站立训练、双肩水平训练、肩胛骨后收训练、走路姿势调整等，防止出现斜肩、佝偻及脊柱侧弯。

（2）肺康复训练：漏斗胸术后可能会出现肺不张或者气胸。由于胸腔闭式引流不是常规留置，所以需要患者在术后进行主动地肺康复训练，如主动咳嗽、排痰，家属拍背辅助排痰，训练腹式呼吸。临床上发现，3～8岁儿童术后极易出现两下肺的肺不张甚至肺炎，需要家长主动拍背帮助患儿训练咳嗽，促进气管排痰。

（3）肠道康复训练。由于麻醉药物的使用，肠道运动受到抑制。另外，患儿因怕痛拒绝早期下床，术后易出现消化不良、腹胀、腹痛、肠痉挛及便秘等情况。肠道康复措施包括患者早期下地走路，辅助使用开塞露通便，乳果糖软化大便；陪同家属可适当进行腹部按摩，以促进肠道运动。

（4）心肺功能恢复训练：漏斗胸患者术后康复期可以适当做一些简单的提升心肺功能的训练，总的原则就是做缓慢提升心功能和肺活量，但不宜过于剧烈。具体推荐的运动方式包括快步走、半深蹲及爬楼梯等。不建议的运动包括跳跃训练、跳绳及哑铃等器械训练。值得注意的是：每个患者的年龄不同，身体素质亦不同，需个体化定制运动方案。

（5）形体训练：在完成体态纠正的基础上，可以适当增加形体训练，预防不良姿态的发生。须特别强调：形体训练需要配合矫形手术。因为体内留置钢板期间，身体协调性和柔韧性受到影响，一些形体训练动作不能够顺利完成也不能勉强。所以系统的形体训练应当在钢板拆除后进行，并与形体训练的教练共同制订方案完成。

77

为什么漏斗胸患者微创术后胸痛未完全消失就可以出院？出院后胸痛加重怎么办？

疼痛是漏斗胸患者术后最为常见的症状，尤其是早期刚刚完成矫形，疼痛比较剧烈。因此，会使用一些镇痛药物来缓解症状。但是，随着时间的推移，疼痛都会慢慢缓解，多数患者术后3～4天就能够恢复正常活动，可以安排出院。这个时候，虽然疼痛没有完全消失，但是镇痛药物已经逐渐减量，已达到出院的标准，出院后再配合使用一些口服镇痛药物就可以了。

78

漏斗胸患者出院后手术伤口需要拆线吗？伤口纱布如何更换？

　　漏斗胸手术是否需要拆除切口缝线取决于采用哪一种手术方式。上海新华医院微创漏斗胸手术目前采用单孔胸腔镜手术，术后不留置胸腔引流管，两侧仅各有一个2～3厘米的手术切口，采用皮内美容缝合，术后并不需要拆除缝线。当然极个别患者（如二次手术患者）为保证手术效果，可能会采用间断缝合留置缝线，这种情况就需要术后2周拆除缝线。漏斗胸术后切口一般在患者出院后每2～3天更换一次纱布，观察切口愈合情况；如切口干燥、愈合良好，患者出院后5～7天即可拆除纱布，无须再更换。

79

漏斗胸患者术后多久可以洗澡？
注意事项有哪些？

　　微创漏斗胸手术采用免拆线美容缝合，一般来讲只要切口愈合良好，患者出院后5～7天即可洗澡，但仅限于淋浴，不可长时间浸泡伤口，也尽量不要搓洗伤口，洗完澡后擦干伤口保持干燥即可。如果发现切口有红肿的情况，说明切口还没有完全愈合，此时应该避免洗澡，但是使用毛巾擦浴身体其他部位是可以的。

80

患者术后出院可以坐飞机或高铁吗？体内的矫形钢板在机场安检时有没有问题？

微创漏斗胸术后患者恢复较快，术后3～4天即可出院。出院后无论使用哪一种交通工具都是可以的，如果乘坐高铁或飞机请带好出院小结和病情证明。另外，如果乘坐飞机的话，部分航空公司需要提供乘坐飞机证明，在出院时可请床位医生开具相关证明。

81

漏斗胸患者微创术后多久应复查？漏斗胸矫形钢板植入后如何制订随访计划？

常规情况下漏斗胸矫形钢板植入术后3～5天患者即可出院，并进入随访状态。随访不需要再次住院，可选择手术医院或者就近的医院门诊即可，随访期直至矫形钢板拆除。

术后复查的要点包括：伤口恢复情况，胸部外形有无变化；影像学检查（胸部CT、X线片）；血常规、肝肾功能等常规指标检查；身体形态（有无斜肩、脊柱侧弯、伛偻等异常情况）；需要向医生汇报平时的一般情况（饮食、心理以及运动情况）。

随访计划大致如下：

（1）术后2～4周：随访重点是检查伤口的情况，胸部疼痛是否减轻或消失，钢板有无变形、翻转及断裂等情况。

（2）术后3～6个月：复查胸部CT或X线片，关注伤口恢复、瘢痕生长情况，需要确认平时的站姿、坐姿，是否恢复正常生活，是否参与必要运动。

（3）术后1～2年：关注植入钢板在胸腔内是否翻转、变形，儿童和青少年需要关注生长发育情况以及心理状况。

（4）术后2年至拆除钢板：确认植入钢板情况，预约联系合适时间拆除钢板。

82

漏斗胸术后儿童多久可以上学？有哪些注意事项？

适龄儿童在做好漏斗胸钢板植入术后出院1个月内可以恢复上学。因为是术后状态，体内有植入物，家长需要密切关注学生在校的状况，特别需要注意以下几点。

（1）术后半年内不要选择背双肩包或斜挎包，可以选择拉杆箱。双肩包或斜挎包可能会对肩膀背部产生一定的压力，影响矫治效果。

（2）在学校内不要参加剧烈运动及竞技性对抗性运动（如踢足球、打篮球、打排球等），可以参加慢跑、乒乓球等活动，但要避免造成胸部的直接撞击或碰撞。

（3）如在学校留宿，尽量选择下铺，避免上下楼梯造成胸部挤压。

（4）如果在学校不幸发生胸部撞击，需要尽快向负责老师汇报，告知手术情况。如果胸部有明显异常（如伤口出血、明显变形等），需要及时与医生联系，并进行胸部CT检查。

83

漏斗胸术后青少年多久可以活动？是否可以体育锻炼？有哪些注意事项？

青少年处于生长发育期，除康复性训练外，适当的体育运动也是必需的。理论上，体育运动不会造成漏斗胸钢板移位或变形，但是在极大的外部暴力情况下也不能保证绝对安全，所以建议术后可以适当开展体育运动，但要循序渐进、保证安全。

体育锻炼总原则：避免上肢和躯干的剧烈活动，避免可能产生的胸部挤压导致钢板变形。

推荐的运动：慢跑、简单体操运动、跳绳及简单球类运动（如打乒乓球、打羽毛球等）。

不推荐的运动：引体向上、单杠、拳击、摔跤、滑雪及骑马等。

84

漏斗胸术后患者如何调整自己的姿势？出现脊柱侧弯怎么办？为什么医生要求患者出院后注意站姿和坐姿？

漏斗胸是胸廓畸形，漏斗胸矫治术的一部分也是整形手术，所以患者术后的姿势调整是术后康复锻炼很重要的内容。良好的姿势调整有助于术后恢复，不注意调整姿势很容易造成斜肩、佝偻或者脊柱侧弯，这也是手术医生强调术后姿势的原因。姿势调整的注意事项如下：

（1）初级站军姿训练：挺胸、抬头，双肩、屁股、脚跟紧贴墙壁，略收腹、低下颌。刚开始进行站姿训练时坚持时间不会太长，从1分钟开始逐步延长到5分钟，每天坚持2～3次会有比较好的锻炼效果。

（2）中级训练：建议家中购买一个全身镜，在保证胸廓挺起的同时，需注意双肩在水平位，不能出现斜肩或者脊柱侧弯。家人需要检查患者背部情况，肉眼可以看出脊柱的走行是否笔直，防止出现脊柱侧弯。

（3）高级训练方法：在做好挺胸双肩水平的基础上，适当尝试收紧双侧肩胛骨，这样可以进一步地收紧背部肌肉，使胸部更挺拔。但做这个动作的时候往往会伴随前胸壁的一些疼痛感，需要逐步体会并克服。

（4）术后如果出现脊柱侧弯情况，需要及时与医生沟通，采取纠正体态的措施，必要时进行脊柱全长摄片。脊柱侧弯较严重的患者需要脊柱专科医生会诊，并采取一定的纠正措施。

85

漏斗胸术后瘢痕如何处理？

形成瘢痕的要素是皮肤张力、损伤及表面水分蒸发。由于漏斗胸手术需要留置钢板并拆除钢板两次手术，而且两次手术均在身体两侧同一个切口，造成术后瘢痕的概率高于其他手术。临床上，大部分的切口都是采用美容缝线缝合，可以完美愈合；少数瘢痕体质的患者可以考虑使用祛瘢药物，减少瘢痕的发生率。

患者术前需要告知医生自己是瘢痕体质，在二次拆除钢板手术前制订规划：切除瘢痕，并且进行免拆缝合，必要时可以请整形外科医生会诊，但是需要增加一定的费用。

需要注意的是：漏斗胸术后的祛瘢药物一般在3周后使用，均匀涂抹。目前祛瘢药物的原理是保持伤口表面湿润，需要连续涂抹养成习惯。

86

漏斗胸术后青少年可以参加中考的体育考试吗?

微创漏斗胸手术过程中需要植入钢板,通过钢板支撑来保证漏斗胸的治疗效果,钢板移位会直接影响手术效果,可能会导致漏斗胸复发。尽管我们设计了新型钢板并且术中采用多重钢丝固定,发生钢板移位的概率已经较传统漏斗胸手术明显降低,但仍有可能发生钢板移位。因此,漏斗胸术后应该避免剧烈运动,尤其是上肢的剧烈活动(如掷铅球、引体向上等),当然一般的活动(如跑步、游泳、跳远等)在术后3个月后完全可以参加。

87

为什么漏斗胸和鸡胸患者术后 2～4年要再次手术拆除钢板？

漏斗胸和鸡胸手术钢板属于不可吸收的金属植入物，在完成手术后的2～4年，患者的胸廓发育稳定，漏斗胸和鸡胸的胸壁畸形得到矫治，钢板的使命完成，就可以拆除钢板了。因为过长时间的留置会导致局部骨质过度增生，骨头将钢板完全包裹，增加钢板取出的难度；而且钢板属于金属异物，不适宜在体内留置过长时间。

为什么有的患者术后 2 年就可以拆除钢板，有的则要 3 ～ 4 年才拆除钢板？

　　漏斗胸术后后拆除钢板的时间因人而异，绝大多数患者植入钢板 2 年后就可以拆除了。因为此时漏斗胸畸形得到矫治，胸廓稳定，一般不会再出现漏斗胸复发。但是也有部分患者需要缩短或者延长钢板放置的时间，比如青春期患者的生长发育非常快，原来使用的钢板有可能限制胸廓发育则需要提前拆除钢板；而对于胸壁坚硬的患者（如成年患者），为保证矫形效果，则需要延长钢板放置时间，但一般钢板放置时间尽量不要超过 4 年。

89

拆除钢板手术患者需要住院吗？

拆除钢板手术相较于漏斗胸和鸡胸矫治手术更加简单，整个过程大约20分钟，但是也需要在全身麻醉下完成手术，因此患者也需要住院。一般患者住院时间需要3天左右，入院后当天完善检查，第2天或第3天可以安排手术，术后当天或者第2天即可出院。

90

拆除钢板手术有什么风险？

拆除钢板手术是一个非常小的手术，手术从原漏斗胸手术的切口进入，找到钢板、锁片、螺丝以及钢丝，然后一一予以拆除，再将切口缝合起来就可以了，一般没什么风险。需要注意的就是可能有钢丝残留和二次手术伤口的愈合问题。

漏斗胸与鸡胸百问百答

91

为什么有的患者拆除钢板会有少量钢丝无法完全取出？这种情况有没有危害？

微创漏斗胸手术需要植入钢板，利用钢板的力量将凹陷的漏斗胸矫形至正常形态。为了保证钢板的稳定性和避免钢板移位，需要使用钢丝固定。钢板一般在 2～4 年后拆除，在这个过程中钢丝可能因为承受压力过大断裂，部分钢丝断裂成多截。断裂的钢丝位于肋骨内侧，在拆除过程中因无法看到而未能完全取出，术后拍片会提示有少量钢丝残留。但也无须担心，这种少量钢丝残留不会对身体造成危害。

92

拆除钢板手术前患者需要做哪些检查？

拆除钢板手术前的检查与漏斗胸手术前类似，需要行胸部CT检查观察患者的胸廓形态变化，并与植入钢板前进行对比，观察钢板及钢丝位置，为拆除钢板和钢丝做定位指导。同时，还须进行心脏超声检查观察心脏的形态及功能，并与植入钢板前比较；以及心电图检查和常规血液、生化检查。

93

拆除钢板手术后患者的疼痛程度如何？

　　拆除钢板手术与漏斗胸矫治手术的疼痛完全不同。漏斗胸术后疼痛主要因为肋骨及胸壁矫形带来的；而拆除钢板时患者的胸廓已经稳定，疼痛主要是切口局部，术后一般疼痛不明显，个别患者仅需要少量镇痛药物就可以缓解。

第一篇　漏斗胸

94

拆除钢板手术后患者需要服用消炎药吗？

拆除钢板手术属于一个无菌手术。和第一次植入钢板手术需要严格预防感染不同，拆除钢板手术并没有植入物存留，一般术后无须使用消炎药物，但需要定期换药，注意伤口的愈合情况。

95

拆除钢板以后患者还需要到医院复查吗？

一般来说，漏斗胸手术 2～4 年后胸廓稳定，在拆除钢板后漏斗胸一般不会复发，仅仅需要家属或者患者自己观察胸廓形态就可以了。如果胸廓形态稳定，患者没有不适可以不到医院就诊。但是如果胸廓形态发生变化，比如又出现逐渐凹陷，则患者需要到医院就诊复查。

96

为什么有的患者拆除钢板会有气胸？
如何处理？

漏斗胸术后拆除钢板属于非常简单的手术，一般不会发生气胸。但是极个别患者因生长发育过快致使钢板过短，或者各种原因导致钢板移位，一侧钢板进入胸腔，在拆除过程中可能有少量气体进入胸腔，导致术后气胸。由此引起的气胸一般量少，无须干预，如术后胸部X线片提示气胸量大于30%，或者患者胸闷、气短等症状较重，则可能需要放置胸腔引流管排气。

97

漏斗胸植入钢板会限制儿童的发育吗？

漏斗胸植入钢板是否会限制患儿胸廓发育取决于钢板形态。传统的Nuss钢板较长，呈C字形，两端位于两侧胸壁，随着患儿的生长发育，本应该向两侧生长的胸廓可能受到限制而呈局部凹陷。上海新华医院心胸外科采用的钢板呈浅弧形，两侧胸壁无限制胸廓发育的部分，钢板位于前胸壁，不会限制患儿的胸廓发育。

漏斗胸患者术后戴着钢板可以生育吗？

漏斗胸患者术后是可以生育的。如果在钢板放置期间怀孕了也不用担心，因为怀孕并不会导致钢板移位。另外，只要胸廓稳定，也不需要到医院复查胸部X线片或者行CT检查，所有妇科与胎儿相关的检查多以超声检查为主，因此也不用担心检查受到限制。

99

漏斗胸患者术后可以做
磁共振成像检查吗?

　　磁共振成像检查过程中有非常强的磁场,与铁相关的物品均不适合进行磁共振成像检查。Nuss钢板由钢材制作,含有铁成分,因此不建议行磁共振成像检查。上海新华医院心胸外科的漏斗胸手术采用的是镍钛合金板,理论上讲是可以进行磁共振成像检查的,但是因手术采用钢丝固定,也不建议做磁共振成像检查,可以用CT检查替代。

100

漏斗胸拆钢板手术是否比植入钢板手术要简单？

　　漏斗胸拆除钢板属于一个比较简单的手术，比初次手术植入钢板要简便且更加安全，只需要在原手术切口上分离皮肤及肌肉，找到钢板、锁片和钢丝就可以完成拆除手术。拆除钢板手术相比于漏斗胸初次矫治手术更加安全，且并发症更少。但是，对于有些钢板位置有变化的患者，手术难度会相应增加。

101

漏斗胸患者术后可以用"背背佳"吗？

漏斗胸的治疗是一个较长时间的矫形过程，手术植入钢板仅仅完成了整个治疗过程的80%左右，患者后续正确姿势的保持对后续矫形同样非常重要。部分患者术后因疼痛等原因容易弓腰或者斜肩，影响治疗效果，甚至导致脊柱侧弯。此时，最主要的方法还是自我调整、克服困难，也可以尝试佩戴"背背佳"等产品帮助矫正。

102

漏斗胸术后患者身体侧面能摸到钢板的轮廓正常吗?

大多数漏斗胸患者体形消瘦,而漏斗胸钢板就放置在皮下或者浅肌层下方,因此很多患者在体表能摸到甚至能看到漏斗胸钢板头端的结构,这属于正常现象,不影响整体治疗效果,无须担心。但是需要注意,两侧凸出的部分不能磨破皮肤,也不能引起局部红肿,如有相关症状需到医院就诊。

103

漏斗胸患者术后出现哪些情况需要及时就诊？

漏斗胸患者术后如果没有不适症状，一般1～3个月可以常规到医院复查，以后每年去医院复查一次就可以了。但是如果出现以下情况建议及时到医院就诊。如：切口红肿、切口鼓包或者有液体流出、切口感染、术后反复发热、切口剧烈疼痛、皮肤破溃及胸廓再次凹陷等。如果患者生长发育太快，感觉钢板限制胸壁，也建议及时就诊。

104

漏斗胸手术前后可以复查胸部X线片吗？胸部CT和X线片检查哪个更准确？

漏斗胸手术前后复查多采用胸部CT检查。因为CT检查相对于胸部X线片检查采集的信息量要多得多。比如，可以更好地观察肺部及心脏的情况，可以测量并计算漏斗胸的Haller指数，观察钢板的位置以及钢丝位置等。当然如果患者术后没有任何不适，外形满意，间断采用胸部正侧位X线片进行复查也是可以的。

第二篇 鸡胸

105

什么是鸡胸？

鸡胸是胸骨畸形的一种，较漏斗胸少见。与漏斗胸的胸骨凹陷畸形不同，鸡胸是胸廓发育异常导致的胸骨向前凸出的畸形。鸡胸主要是胸廓的胸骨向前隆起畸形，形状像鸡的胸脯形状，故称之为鸡胸（图8）。一般认为，鸡胸是胸骨和脊椎骨、肋骨的发育不平衡造成的胸廓畸形是由婴幼儿发育时期肋骨和肋软骨过度生长造成的，胸骨畸形继发于肋骨畸形。鸡胸也可继发于胸腔内疾病，如先天性心脏病等。

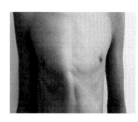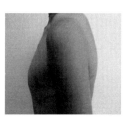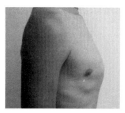

图8　鸡胸患者的正面观和侧面观

106

鸡胸类型有哪些？

根据患者的外观表现，鸡胸可以分为Ⅰ～Ⅲ型。

（1）Ⅰ型：对称性畸形，最为常见，占90%。患者外形表现为胸骨中下部与其两侧软骨对称性隆起凸出，剑突向后弯。

（2）Ⅱ型：不对称性畸形，不常见。患者外形表现为单侧肋软骨隆起凸出，胸骨在正常部位，但胸骨纵轴向对侧方向扭转。

（3）Ⅲ型：胸骨柄肋软骨凸出型。患者外形表现为在胸骨柄体交界处，相当于第2肋水平处胸骨向前隆起凸出，胸骨中下方的体部凹陷，剑突向前，从侧面看呈弓形，亦称凸鸡胸。

107

鸡胸是什么原因导致的？

鸡胸的发病机制尚不明确，主要由肋软骨过度生长导致，与家族遗传性有一定关系。人体正常的胸廓是一个前后扁平的椭圆，胸前也应该是平整的。关于鸡胸的病因，目前认为是人体在生长发育过程中，肋骨与肋软骨生长速度不一致，因肋软骨生长过快，将胸骨往前顶或往后推，分别形成鸡胸和漏斗胸。具体原因仍不太清楚。

108

鸡胸是因为钙或维生素D缺乏导致的吗?

家长们对鸡胸往往存在一些错误认识,普遍把和骨骼有关的疾病归因于缺钙和缺少维生素D。目前,并没有发现钙或维生素D缺乏与鸡胸有关的证据。患有鸡胸的孩子经补钙或补充维生素D并不能改善鸡胸的外形。对于有鸡胸畸形的患者,不要盲目补钙或维生素D,而应及时咨询专业的胸外科医生,得到正规的治疗,以免延误病情。

109

鸡胸患者有哪些临床表现？

鸡胸主要是因为人体的胸骨前突和脊椎背突，使胸廓前后径增加，肺组织弹性减退，导致呼吸幅度减弱。约 1/3 以上的患者有气促、乏力及胸痛等症状，但一般没有严重的心肺功能减退症状。多数青少年对自己胸壁凸起有掩饰心理。因此，在行走或端坐时上身前弯，双肩下垂。

漏斗胸与鸡胸百问百答

110

鸡胸会对患者产生哪些影响？

鸡胸不仅影响患者的体型美观，而且妨碍其身心健康。

在体型上，使患者有意识地将前胸内陷，上身前冲，且随着年龄增长畸形日益明显。

在生理上，患者的胸骨前突，胸椎前突或侧凸使胸廓前后径增大，肺弹性消退，通气量受限，患者表现为气促、乏力。

在心理上，儿童或者青年对自身的畸形很清楚，敏感、怕羞，容易出现抑郁症状。他们往往对参加游泳等体育活动有抵触。虽然临床症状不严重，但常处于身心忧郁中，严重者会影响学习和社会交往活动。

111

鸡胸患者手术的适宜年龄是多大？

一般来说，对于有明显胸骨畸形的患者，上海新华医院心胸外科的经验是推荐患者在8～9岁时行鸡胸微创矫治手术。此时，患者对自身的体型逐步重视，胸廓发育基本成型，且胸廓较软，鸡胸矫治钢板较易对胸廓进行塑形，手术操作简单，术后疼痛轻。对于婴幼儿，由于胸廓发育未成形，可以继续随访观察胸廓畸形的发展情况。患者成年后，由于胸廓发育成熟，弹性减弱，手术矫形费时、费力，术后疼痛较青少年时期矫治要明显。当然，需要矫治的成年患者，通过微创手术也能达到理想的矫治效果。

112

鸡胸患者术前准备有哪些？

鸡胸患者术前除了行血常规、肝肾功能、凝血功能检查，还需要行胸部CT、心电图、心脏超声检查，排除是否合并心脏畸形。手术前胸部CT检查的主要目的是观察胸廓形态，包括前胸壁与心脏之间的关系、肋骨的走行、是否合并畸形。另外一个目的是为了排查肺部疾病，如肺部炎症、结节、发育畸形等，以及评估手术的可行性和安全性。术后胸廓CT三维重建除了可以明确有无胸腔积液、肺炎以及钢板位置等情况，又可作为手术疗效的比较。少数鸡胸患者会合并其他先天性心脏疾病。比如，房间隔缺损、室间隔缺损、马方综合征等。因此，鸡胸患者需要完善心电图以及心脏超声检查，主要目的是为了排查此类合并疾病。另外，鸡胸手术是一个全身麻醉的手术，术前完善心电图以及心脏超声检查，目的是为了保证手术安全。

113

鸡胸的手术矫治方法有哪些？

鸡胸有以下几种治疗方法。

（1）胸廓外支架：将矫形支架穿戴在身上，将凸起的胸骨向下压迫，从而达到塑形的目的。缺点是要在幼儿时期使用，使用时间长1～2年，疗效不确切。

（2）肋软骨切除缝合、胸廓重建术：缺点是创伤大，需要切除部分增生凸起的肋骨。

（3）鸡胸钢板矫治术（胸骨沉降术）：使用一块钢板，在胸骨凸起的最高点，经皮下将鸡胸矫治钢板固定在两侧肋骨上，达到矫治目的。这是目前鸡胸矫治最常用的方法，具有创伤小、效果确切的优点。

114

目前使用的鸡胸矫治钢板有哪些类型？

目前鸡胸矫治（胸骨沉降术）钢板有两种：一种是类似于Nuss手术（漏斗胸矫治）使用的钢板；一种是上海新华医院心胸外科自行研制的鸡胸矫治钢板。

115

上海新华医院心·胸外科自行研发的鸡胸矫治钢板有哪些优点？

上海新华医院心胸外科自行研发的鸡胸矫治钢板有如下优点：

（1）与Nuss钢板相比，上海新华医院心胸外科自行研发的鸡胸矫治钢板，装卸更加方便，简化手术操作，减少肋间肌损伤，减少出血量，降低了手术并发症的发生率，大大缩短手术时间和麻醉时间，从而减少了患者的手术创伤。

（2）鸡胸矫治手术过程大大简化，减轻了手术医生的工作量。

（3）上海新华医院心胸外科自行研发的鸡胸矫治钢板不同型号之间的尺寸变化幅度更小，可以更加方便地为患者选择最适合的尺寸，从而达到最理想的矫形效果，而且不影响患者侧胸壁的发育，也不影响患者侧睡。

116

鸡胸矫治手术中有哪些操作要点？

首先，要选择胸骨凸起的最高点（图9）作为钢板作用力的点；其次，胸部的皮下隧道不宜太靠近皮肤，以免导致皮肤破损；最后，两侧的固定锁片和矫形钢板要固定牢靠，以免钢板滑动，影响矫治效果。

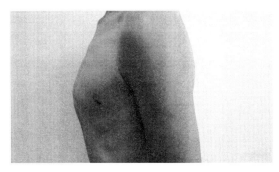

图9　箭头所示为鸡胸凸起的最高点

117

去上海新华医院行鸡胸矫治手术
如何预约床位？

　　和大多数大型知名医院一样，上海新华医院心胸外科的室床位非常紧张，而且很多鸡胸和漏斗胸患者都是趁暑假或寒假行矫治手术，所以需要提前预约床位。可以登录上海新华医院心胸外科的官方网站或者上海新华医院公众号（心肺健康园）预约床位，或者直接电话（021-25078041）预约床位。

118

鸡胸可以合并哪些疾病？可以行同期手术吗？

鸡胸可以合并疾病或畸形，如合并脊柱侧弯、膈膨升、肺大疱、肺结节，甚至合并先天性心脏病。如果鸡胸合并膈膨升、肺大疱或肺结节，相对来说，这些手术都是微创手术，可以同时手术。如合并脊柱侧弯，脊柱侧弯属于脊柱外科疾病范畴，多为开放手术，两种疾病一般不建议同期进行手术。优先进行哪一种手术主要看两种畸形的严重程度，如果脊柱侧弯程度较轻，可以优先行鸡胸手术，术后再佩戴脊柱侧弯矫形支具即可；如果脊柱侧弯非常严重，则应该优先进行脊柱侧弯手术，待脊柱侧弯完全矫治后再择期行鸡胸手术。这样更加安全，手术效果也能够得到保证。

119

鸡胸矫治手术采用局部麻醉还是全身麻醉？

　　鸡胸矫治手术虽然是微创手术，只需要在两侧腋窝下各做一个2厘米的小切口，但由于是胸部操作，仍需要行全身麻醉。由于绝大多数百姓对麻醉药物和精神药物都不甚了解，导致相当一部分的患者及其家属都存在着一定的认知误区。

　　麻醉药物其实是指"对中枢神经有麻醉作用，连续使用能成瘾产生依赖性的药物"。从医学上来说，如果麻醉药物用量合适，便可以实现治病救人的效果；但如果滥用麻醉药品，便会严重影响患者的健康。目前，没有证据表明麻醉对患者的智力有影响。短暂使用麻醉药品后，不会导致成瘾性问题。

　　临床上使用麻醉药品通常是用来解除疼痛。作为严格管制的药物，随着药物研制技术的改进，现如今使用的都是镇痛性强、成瘾性小的药物，且临床应用的剂量都是在绝对安全的范围内。因此，在麻醉医生的严格操作下，麻醉药物的使用并不会产生成瘾性。

120

行鸡胸矫治手术患者一般需要住院多久？

鸡胸矫治手术相对来说简单易行，属于微创手术。一般来说，术前检查及准备需1～2天，术后住院2～3天，总共需住院3～4天。

121

鸡胸矫治手术有哪些可能出现的并发症？

目前，鸡胸的矫治手术已非常成熟和普及，并发症虽然很少发生，但仍然有一定的发生率。比如，术后发热、伤口疼痛及伤口愈合不良等。通常来说，即使发生这些并发症，经过对症治疗也会痊愈。

122

鸡胸矫治手术后并发症如何处理？

鸡胸矫治手术后根据不同情况，并发症的处理方式也不同。

（1）术后发热：术后轻度低热是正常表现，同时需观察伤口情况，化验外周血的白细胞计数。如是感染引起，需调整抗生素等治疗。

（2）伤口疼痛：一般来说，无须处理。少数情况下可以适量使用止痛药，使患者没有特殊不适即可。

（3）伤口愈合不良：通常经伤口换药、加强营养即可自行愈合，个别情况下需伤口清创缝合。

123

鸡胸矫治手术后患者何时可以上学和工作？

鸡胸矫治手术创伤小、恢复快，术后2周左右患者即可正常工作和学习。鸡胸矫治术后的注意事项：加强营养；4～8周内，不宜行篮球、踢足球等剧烈对抗的运动，以步行、慢跑运动为主；4～8周后可以进行游泳等运动。

124

鸡胸矫治手术后如何复查和随访？

患者行鸡胸矫治术后需要定期随访复查。随访复查不需要再次住院，可选择在手术医院或者就近的医院门诊随访直至钢板拆除。术后复查的要点包括：伤口恢复情况，胸部外形有无变化，影像学检查（胸部CT、X线片），血常规、肝肾功能等常规指标检查，身体形态（有无斜肩、脊柱侧弯及佝偻等异常情况），需要向医生汇报平时一般情况（饮食、心理以及运动情况）。

随访计划大致如下：鸡胸矫治术后，1个月后复查胸部正位片和侧位X线片，观察钢板位置及胸壁形态等。此后，3个月至半年复查一次；术后1年再复查一次；至术后2年，医院复查并考虑行钢板拆除手术。

为什么行鸡胸矫治手术后2～4年后要再次手术拆除钢板？

鸡胸矫治手术的钢板属于不可吸收的金属植入物，在完成手术后的2～4年，患者胸廓发育稳定，鸡胸的胸壁畸形得到矫治，钢板的使命完成，就可以拆除钢板了。因为过长时间的留置会导致局部骨质过度增生，骨头将钢板完全包裹，增加钢板取出的难度；而且钢板属于金属异物，不适宜在体内留置过长时间。

126

为什么有的患者术后 2 年拆除钢板，有的则要 4 年才能拆除钢板？

鸡胸术后拆除钢板的时间要因人而异，绝大多数患者钢板放置2年就可以拆除了。因为此时鸡胸畸形得到矫治，胸廓稳定，一般不会再出现鸡胸复发；但也有部分患者需要缩短或者延长钢板放置时间，比如青春期患者生长发育非常快，原来使用的钢板有可能限制胸廓发育需要提前拆除钢板；而对于胸壁坚硬的患者（如成年患者），为保证矫形效果则需要延长钢板放置时间，但一般钢板放置时间尽量不要超过4年。

127

鸡胸合并漏斗胸如何矫治?

漏斗胸和鸡胸是胸廓畸形当中最为常见的两种畸形，多数单独发生，但也有少数漏斗胸与鸡胸同时发生的情况，多表现为上胸壁向前凸出呈鸡胸形态，而下胸壁向内凹陷呈漏斗胸形态，是一种复杂的胸壁畸形，处理起来也相对更加棘手。

对于鸡胸合并漏斗胸的患者，手术方案要个体化定制，不能一概而论。首先要观察鸡胸和漏斗胸哪种为主要畸形，手术优先矫治对患者影响大的畸形。以往漏斗胸合并鸡胸一般采用开放手术进行矫治，即Ravitch手术。但该方法创伤较大，需要在胸部正中切开一个长10～20厘米的手术切口，广泛游离前胸壁肌肉组织，还需要楔形切除胸骨，切除部分肋软骨以及剑突，手术创伤非常大，患者往往难以接受。近年来，针对这一复杂畸形，上海新华医院心胸外科设计了一种全新的微创手术，命名为"三明治"手术，即同时放置漏斗胸钢板和鸡胸钢板进行矫治，仅仅在两侧胸壁切开两个2～3厘米的手术切口即可完成手术，手术非常微创，并且取得了非常好的效果。

128

特殊类型的鸡胸如何矫治？

对于个别发育特殊的鸡胸患者，往往需要有经验的外科医生仔细设计矫治方案，以达到最优化的矫形效果，通常需要采用鸡胸矫治钢板与肋软骨切除相结合的方法，方能达到理想的矫形效果（图10）。

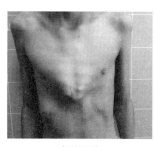
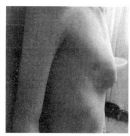

术前正位   术前侧位

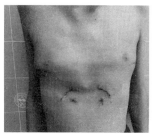
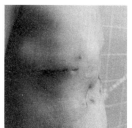

术后正位   术后侧位

图10 复杂鸡胸患者术前和术后比较